Odon NSWELE ILUNDU

Fundamentos de Epidemiologia

Odon NSWELE ILUNDU

Fundamentos de Epidemiologia

Conceitos, Causalidade e Práticas

ScienciaScripts

Cover image: www.ingimage.com

This book is a translation from the original published under ISBN 978-3-639-65370-0.

Publisher:
Sciencia Scripts
is a trademark of
Dodo Books Indian Ocean Ltd. and OmniScriptum S.R.L publishing group

120 High Road, East Finchley, London, N2 9ED, United Kingdom
Str. Armeneasca 28/1, office 1, Chisinau MD-2012, Republic of Moldova, Europe
Managing Directors: Ieva Konstantinova, Victoria Ursu
info@omniscriptum.com

Printed at: see last page
ISBN: 978-620-8-39804-0

RESUMO

Este livro explora os princípios fundamentais da epidemiologia, fornecendo uma base abrangente para a compreensão dos conceitos essenciais, das relações causais e das práticas da epidemiologia. Destina-se a estudantes, investigadores e profissionais de saúde pública que pretendam aprofundar os seus conhecimentos sobre métodos epidemiológicos e a sua aplicação numa variedade de contextos. Centrando-se nos fundamentos teóricos, na análise da causalidade e na integração de práticas, este livro guia o leitor através da evolução da disciplina e dos desafios contemporâneos.

Este livro apresenta os princípios fundamentais da epidemiologia: Conceitos, Causalidade e Prática. Está estruturado da seguinte forma:

- *O Capítulo 1 descreve os conceitos básicos da epidemiologia;*
- *O segundo capítulo trata da associação estatística e da noção de causalidade;*
- *O terceiro capítulo trata da prevenção e do rastreio;*
- *O quarto capítulo descreve os estudos epidemiológicos;*
- *O quinto capítulo apresenta medidas de frequência da doença;*
- *O sexto capítulo trata da medição da associação em epidemiologia;*
- *O sétimo capítulo descreve a investigação de epidemias e a vigilância epidemiológica;*
- *O oitavo capítulo trata da amostragem.*

PREÂMBULO

A epidemiologia é uma disciplina fundamental para a compreensão e prevenção de doenças nas populações. Embora os fundamentos da epidemiologia tenham sido lançados há séculos, os seus conceitos e métodos continuam a evoluir com os avanços da ciência e da tecnologia. Este livro tem como objetivo colmatar o fosso entre a teoria e a prática, explorando os princípios fundadores e as abordagens modernas. Esperamos que inspire os leitores a utilizar estes conhecimentos para melhorar a saúde pública e reforçar a prevenção de doenças.

BIBLIOGRAFIA

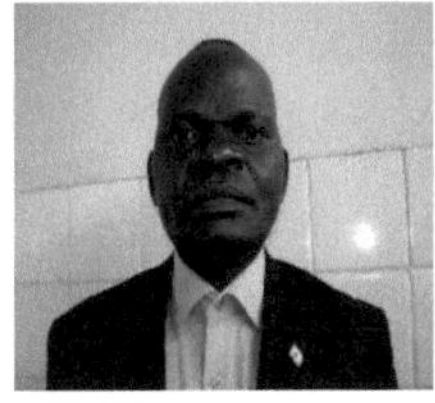

NSWELE ILUNDU Odon possui o grau de Master 120 (Master 2) em Saúde Pública, com especialização em Políticas e Programas de Saúde Comunitária pela Université Catholique de Louvain (U.C.L) na Bélgica, Faculdade de Saúde Pública (2010); Doutoramento em Ciências da Saúde, especialização em Saúde Comunitária pela Université Pédagogique Nationale, Doutoramento em Saúde Pública pela Universidade de Bangui/RCA, Licenciatura em Técnicas Médicas, especialização em Gestão de Instituições de Saúde pelo Institut Supérieur des Techniques Médicales de Kinshasa (ISTM-KIN), Certificado Universitário em Cuidados Paliativos e Qualidade de Vida pela Université Catholique de Louvain (U.C.L 2010), Certificado em Métodos de Investigação em Epidemiologia e Epizootia pela Escola de Saúde Pública/Universidade de Kinshasa, Certificado em Epidemiologia Participativa pela Escola de Saúde Pública/Universidade de Kinshasa.

É membro de várias redes científicas e contribui para uma série de publicações científicas.

- *èrDe 2003 a 2006, Assistente 1 no Instituto Superior de Técnicas Médicas de Kinshasa, Secção: Gestão das Instituições de Saúde;*
- *èmeDe 2006 a 2009, Assistente 2 no Institut Supérieur des Techniques Médicales de Kinshasa, Secção: Gestão das Instituições de Saúde;*
- *De 2009 a abril de 2016, Professor no Instituto Superior de Técnicas Médicas de Kinshasa, Secção: Gestão de Instituições de Saúde;*
- *De abril de 2016 até à data, Professor Associado no Institut Supérieur des Techniques Médicales em Kinshasa;*
- *De 2015 até à data, foi Diretor-Geral do Instituto Superior de Ciências da Saúde da Cruz Vermelha/Ville de Kinshasa/RDC.*

Desenvolve investigação no domínio da saúde pública (saúde comunitária), da contabilidade e das finanças da saúde, e lecciona cursos de epidemiologia, gestão de instituições de saúde, saúde comunitária, economia da saúde, gestão de projectos, etc.

INTRODUÇÃO GERAL

A epidemiologia é o estudo da distribuição e dos factores determinantes da saúde e da doença nas populações. Constitui a base científica da saúde pública e fornece os instrumentos necessários para identificar as causas das doenças e avaliar a eficácia das intervenções preventivas e terapêuticas. Este livro tem por objetivo explicar como a epidemiologia permite passar das observações à compreensão das relações causais e à aplicação de estratégias de prevenção.

Os capítulos abrangem conceitos-chave como incidência, prevalência, associação e causalidade. Exploraremos as metodologias dos estudos epidemiológicos, incluindo estudos de coorte, estudos de caso-controlo e ensaios controlados aleatórios. Ao examinar os desafios da interpretação dos resultados e os potenciais enviesamentos, este livro realça a importância do rigor científico na análise de dados.

OBJECTIVO GERAL

O objetivo geral deste curso é permitir aos leitores a utilização de métodos epidemiológicos no terreno para analisar os fenómenos de saúde e os seus determinantes numa dada população, com vista ao seu controlo.

OBJECTIVOS ESPECIFICOS

Os objectivos específicos deste livro são permitir aos leitores :

- *Determinar o estado de saúde de uma população em termos da extensão e da distribuição dos fenómenos de saúde;*
- *Identificar os factores de risco de uma doença ou de outro problema de saúde;*
- *Realização de vigilância epidemiológica numa população ;*
- *Organização da investigação de epidemias e epizootias;*
- *Investigação e controlo de epidemias e epizootias;*
- *Aplicação da epidemiologia participativa ;*
- *Integrar a abordagem "uma só saúde" a todos os níveis.*

CAPÍTULO 1: CONCEITOS BÁSICOS DE EPIDEMIOLOGIA

1.1 DEFINIÇÃO DE EPIDEMIOLOGIA

A epidemiologia é uma ciência que estuda a frequência e a distribuição dos problemas de saúde ou fenómenos relacionados com a saúde nas populações humanas, no tempo e no espaço, bem como os factores determinantes dessa frequência e distribuição, com o objetivo de controlar esses problemas.

O termo epidemiologia vem do grego: "Epi" (sobre) "demos" (população) "logos" (estudo de ...). Literalmente, a epidemiologia é o estudo dos fenómenos ou acontecimentos que ocorrem na população. Anteriormente, esta palavra designava exclusivamente a "ciência das epidemias".

A epidemiologia preocupa-se com a população como um todo, ou seja, um grupo de pessoas que estão doentes (o que é necessário) e as que não estão doentes (como evitar que fiquem doentes).

Três elementos fundamentais emergem da definição de epidemiologia acima apresentada:

- A frequência ou a extensão do problema de saúde em estudo. Esta frequência é medida através de medidas de morbilidade: incidência e prevalência. É a própria base da disciplina. Por exemplo: descobrir a frequência nos homens e nas mulheres e formular hipóteses.

- Distribuição do problema de saúde: trata-se de uma descrição do estado de saúde da população: em quem? Onde? Onde? ou seja, quem, quando e onde (espaço).

- Os determinantes, ou seja, os factores de risco que influenciam a ocorrência deste fenómeno e a sua distribuição na comunidade; as causas que influenciam a ocorrência dos fenómenos de saúde. Esta análise permite identificar a etiologia das doenças.

Mais recentemente, a estes três elementos juntou-se, no domínio da epidemiologia, a "avaliação" das acções de saúde.

1.2. A UTILIZAÇÃO DA EPIDEMIOLOGIA NA SAÚDE PÚBLICA

Epidemiologia fornece :

- Metodologia para determinar e monitorizar o estado de saúde da população,
- Metodologia para determinar as prioridades,
- Metodologia para a deteção e investigação de epidemias,
- Metodologia de investigação dos factores determinantes dos problemas de saúde,
- Metodologia para a resolução de problemas: identificar a(s) sua(s) causa(s), recomendar intervenções, avaliar os resultados das intervenções.

A epidemiologia consiste na recolha e análise de dados sobre a frequência e a distribuição dos problemas de saúde, bem como sobre as suas causas. Os epidemiologistas devem ser capazes de dar respostas rápidas e concretas aos problemas de saúde da comunidade, a fim de informar as decisões em matéria de saúde pública.

O método epidemiológico permite formular uma ou várias hipóteses, verificá-las através de inquéritos e, com base nos resultados obtidos, estabelecer novas hipóteses. Como indica o seguinte raciocínio epidemiológico:

A epidemiologia tem as seguintes aplicações específicas:

- Descrição dos problemas de saúde da população,
- Vigilância (mais controlo/erradicação de doenças ou outros problemas de saúde)
- Doenças e problemas relacionados com a saúde,
- Identificar a causa de um problema de saúde,
- Investigação de uma epidemia
- Avaliação do programa (impacto)
- Investigação no domínio da saúde pública

A saúde pública é atualmente definida não só como uma ciência, mas também como uma arte cujo objetivo é estudar, planear, implementar e avaliar acções para melhorar o estado de saúde da população. Trata-se de um conjunto de serviços destinados a manter, restabelecer e promover os problemas de saúde.

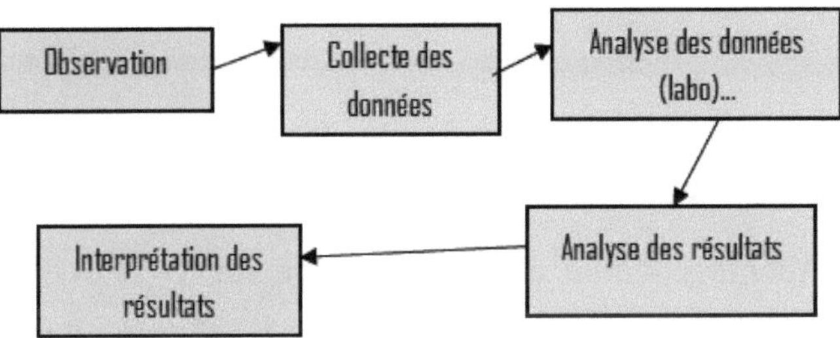

1.3 COMPARAÇÃO ENTRE AS ABORDAGENS CLÍNICAS E EPIDEMIOLÓGICAS DOS PROBLEMAS DE SAÚDE (TONGLET, 1995)

Quadro 1: Abordagem clínica versus epidemiológica

Objeto de interesse	Abordagem clínica	Abordagem epidemiológica
	Doente	Doença
Diagnóstico	Determinação do tema de interesse clínico	Identificação de um fenómeno de grupo importante
Pesquisar Etiológico	Causas do aparecimento da doença no indivíduo	Causas do aparecimento da doença e da sua propagação na população
Terapia (intervenção)	Cura	Controlo de processos e erradicação
Verificação do sucesso	Diagnóstico da melhoria da saúde; acompanhamento da pessoa curada	Análise do impacto da intervenção; acompanhamento epidemiologia da doença

Exemplo: vírus Ébola

- Abordagem clínica: estudo do paciente
- Abordagem epidemiológica: analisar os fenómenos subjacentes ao vírus.

Pergunta: que conselho daria a um pai cujo filho de 5 anos tem asma e que lhe pergunta se o seu filho vai ter asma para o resto da vida?

A epidemiologia baseia-se em dois pressupostos:

- Em primeiro lugar, as doenças não ocorrem e não se distribuem aleatoriamente nas populações; e

- Em segundo lugar, para cada doença que atinge uma população, existem factores desencadeantes e preventivos.

1.4 EVOLUÇÃO HISTÓRICA DA EPIDEMIOLOGIA

A epidemiologia é, até certo ponto, tão antiga quanto o próprio mundo. Assim, para dar conta do processo evolutivo da epidemiologia, a Agência de Saúde Pública do Canadá (PHAC) optou por se concentrar nos indivíduos, intervenções e estudos que marcaram o passado da disciplina. No que respeita aos indivíduos, por exemplo, a abordagem justifica-se tanto mais que "muitas figuras históricas eram epidemiologistas sem o saberem, muito antes de a epidemiologia se tornar uma disciplina, porque o seu trabalho testemunha o pensamento e os métodos epidemiológicos" (MATUKALA 2014). De todos os precursores da epidemiologia, selecionámos apenas aqueles que tiveram o maior impacto nesta disciplina emergente.

1.4.1 Hipócrates (460-377 a.C.)

Considerado o pai da medicina moderna, Hipócrates foi o primeiro a sugerir que o desenvolvimento de doenças estava ligado ao ambiente externo e interno de um indivíduo (clima, terra, água, temperatura, estilo de vida, etc.). Hipócrates descreveu os sintomas e a evolução de várias doenças presentes na Grécia antiga, como a pneumonia e a papeira. As suas obras Des épidémies I, Des épidémies II e Traité des airs, des eaux et des lieux (Tratado dos ares, das águas e dos lugares) evidenciaram a relação entre as doenças e diversos factores naturais, como as estações do ano, o meio geográfico e a personalidade. Salientam igualmente a importância da influência do ambiente na saúde. Para Hipócrates, qualquer pessoa interessada em exercer a medicina deveria também ter em conta elementos naturais como o vento, a estação do ano, a localização de uma cidade, a qualidade da água e do solo, a temperatura, o estilo de vida dos habitantes, etc., uma vez que todos estes elementos podem contribuir para o aparecimento de doenças. Em suma, as doenças eram causadas por factores ambientais internos e externos ao indivíduo (água, temperatura, clima, zona, estilo de vida, etc.).

1.4.2 John Graunt (1620-1674)

O trabalho de Graunt constitui a base da epidemiologia moderna. Embora as causas das doenças tenham sido consideradas desde Hipócrates vinte séculos antes, foi Graunt, um retroseiro londrino, quem primeiro procurou medir o seu impacto em The Nature and Political Observations Made Upon the Bills of Mortality, publicado em Londres em 1662. Esta publicação foi a primeira a quantificar as tendências observadas nos nascimentos, mortes e doenças. Graunt observou o desequilíbrio nos nascimentos entre rapazes e raparigas e o excesso de mortalidade masculina. Inventou o conceito de mortalidade infantil.

1.4.3 Thomas Sydenham (1624-1689)

Sydenham foi uma espécie de "Hipócrates britânico". Formado como médico, ficou conhecido pelas suas descrições rigorosas de doenças como a gota, a malária, o sarampo e a sífilis. Os resultados das suas descrições tornaram possível ver estas doenças como entidades distintas. Baseando-se em trabalhos semelhantes de botânicos da sua época, Sydenham sublinhou *a importância de reconhecer e descrever uma doença* como primeiro passo para a compreender e, em última análise, para a prevenir.

1.4.4 Louis-René Villermé (1782-1863)

[e]A obra do médico francês Villermé ilustra a crescente consciencialização do conceito de saúde pública durante o século XIX, um século de urbanização e industrialização rápidas. Em todo o Ocidente, estas grandes transformações sociais foram acompanhadas por uma degradação geral das condições sociais dos trabalhadores. Villermé estudou as taxas de morbilidade e mortalidade em Paris, em 1826 e 1828, e demonstrou a estreita relação entre estas e as condições de vida das diferentes classes sociais, provando, na sua opinião, *a existência de uma ligação entre a pobreza e o aparecimento de certas doenças.*

1.4.5 William Farr (1807-1883)

William Farr é certamente um dos muitos supostos pais da epidemiologia moderna. Responsável pelo General Register Office e, por conseguinte, pelas estatísticas médicas de Inglaterra e do País de Gales, Farr baseou-se nos trabalhos de Graunt para desenvolver um sistema de classificação dos óbitos (sexo, idade, estado civil) que lhe permitiu confirmar as conclusões de Villermé sobre as relações entre saúde e condições socioeconómicas. Por ter mantido um registo de mortalidade com um interesse particular no número de óbitos entre certos grupos de indivíduos (mineiros, trabalhadores do ferro fundido), Farr é conhecido como o pai das estatísticas vitais e da vigilância moderna. Foi ele que alargou a análise da mortalidade e da morbilidade. Prosseguiu o trabalho de Graunt, estabelecendo um sistema de classificação: sexo, idade, estado civil, etc.

1.4.6 John Snow (1813-1858)

Mais conhecido como o anestesista da Rainha Vitória que se atreveu a propor a anestesia com clorofórmio para os seus partos, Snow foi também o pai da epidemiologia "de campo". Utilizou os dados recolhidos por Farr durante 40 anos para testar a hipótese de que a cólera era transmitida por água contaminada. Com efeito, Snow ficou espantado com as variações na frequência da cólera em diferentes zonas de Londres, que tinham caraterísticas semelhantes, à exceção do facto de algumas serem abastecidas de água pela companhia Southwart & Vauxhalt e outras pela companhia Lambeth. [e]É de notar aqui que, em meados do século XIX, estas duas companhias extraíam a sua água do Tamisa, em pleno centro da cidade, mas Lambeth, sensível às críticas, deslocou os seus coadores para montante da cidade. Em 1854, um surto de cólera deu a Snow a oportunidade de testar a hipótese de que a cólera era transmitida quando uma pessoa saudável consumia água contaminada por um agente invisível a olho nu, que se encontrava nas fezes de quem já sofria da doença. Num bairro abastecido por Sourtwark & Vauxhall, Snow registou uma taxa de cólera de 5%. Noutro distrito, desta vez abastecido por Lamberth, a incidência era de apenas 1%. Num outro distrito, onde as duas empresas estavam em concorrência, a incidência era intermédia, de 2%. A transmissão da cólera através da água potável, de doente para doente, ficou assim demonstrada. A prova da importância do fator "abastecimento de água", que acabava de ser demonstrada, levou à aplicação de medidas sanitárias para evitar outros casos da doença.

1.4.7 Louis Pasteur (1822-1895)

Louis Pasteur inaugurou a era da bacteriologia médica e da imunologia com a sua descoberta de que os microrganismos (micróbios) eram a causa das doenças. **A sua teoria dos germes,** apresentada em 1878, afirmava que a causa das doenças infecciosas eram seres microscópicos, os germes (micróbios), que se multiplicavam e se propagavam ao homem através da água, do ar, de objectos contaminados e do contacto direto entre duas pessoas ou entre um animal e uma pessoa. Esta teoria substituiu **a teoria dos miasmas**, segundo a qual a maior parte das doenças infecciosas eram geradas e transmitidas por partículas inertes (não vivas) provenientes de águas estagnadas, da putrefação ou da sujidade e eram transmitidas pelo ar (Dsrosiers e Gaumer, 2006, p. 186 citado por MATUKALA). Pasteur é recordado pela sua descoberta da "pasteurização", pelo desenvolvimento de vacinas para animais e seres humanos (contra a raiva, por exemplo) e pela descoberta dos mecanismos de infeção.

1.4.8 Bradford Hill (1897-1991) e Richard Doll (1912-2005)

Hill e Doll estudaram a relação entre o tabagismo e o cancro do pulmão numa altura em que essa relação não era óbvia. Encontraram uma correlação entre o cancro do pulmão e o tabagismo entre os médicos britânicos. Num primeiro estudo, entre abril de 1948 e fevereiro de 1952, os hospitais de Londres notificaram o secretariado do estudo de 3446 doentes com cancro do pulmão, do estômago ou do intestino grosso. Destes, 2.710 foram incluídos no estudo. Um segundo grupo de "controlo", composto por 1448 pacientes hospitalizados por doenças não cancerosas, foi constituído para ser comparado com os pacientes com cancro do pulmão. Após análise, os resultados mostraram que as proporções de não fumadores e de fumadores ligeiros eram mais elevadas nos controlos e que, pelo contrário, as proporções de fumadores muito pesados eram mais elevadas nos casos. Estas diferenças foram estatisticamente muito significativas.

1.5 PARÂMETROS EPIDEMIOLÓGICOS: TEMPO, LUGAR E PESSOA

Para descrever um estudo epidemiológico, são utilizados determinados parâmetros, também designados por variáveis.

1.5.1 Definição de variáveis

Uma variável é qualquer caraterística que pode assumir diferentes estados consoante o indivíduo, o tempo ou o local de observação. Este termo é oposto a constante.

Uma variável é definida como um tipo de observação feita sobre um indivíduo, tempo ou lugar.

1.5.2 Escala de medição de variáveis

Estas escalas permitem medir as variáveis com um certo grau de precisão. Foram descritas quatro escalas de medida: a escala nominal, a escala ordinal, a escala de intervalo e a escala de rácio. Em epidemiologia, as três primeiras escalas são as mais frequentemente utilizadas.

a) Escala nominal: trata-se de uma variável qualitativa

A escala nominal é a mais fraca de todas. A este nível, os valores que a variável pode assumir indicam apenas as categorias, sem qualquer noção de ordem ou de grandeza. Um exemplo deste tipo de escala de medida é "sexo masculino ou feminino", que pode ser codificado como 1 e 0 ou 1 e 2 sem representar qualquer ordem ou noção de magnitude. De um ponto de vista estatístico, não é possível efetuar uma operação matemática com dados de uma escala nominal.

b) Escala ordinal

Embora as escalas ordinais também possam designar categorias, têm igualmente a noção de ordem de grandeza. Por exemplo, os grupos de pessoas que recebem um determinado tratamento podem ser ordenados de acordo com um determinado critério que mostra os diferentes níveis (diferentes doses) de tratamento, sendo que o grupo que recebe doses elevadas está à frente dos grupos que recebem doses baixas. Outro exemplo de uma variável medida numa escala ordinal é a classe social: ricos, classe média, pobres. Embora as classes sociais sejam categorias, também revelam a noção de ordem de grandeza. Podem ser ordenadas por ordem de troca da classe pobre para a classe rica. A classe rica tem mais recursos do que a classe média, e a classe média mais do que a classe social pobre.

c) Escala de intervalo

A escala intervalar dá a noção de grandeza e mede também a distância que separa as categorias ou o intervalo. Para ser uma variável medida numa escala intervalar, uma variável deve ter uma medida normalizada que seja aceite por todos.

Por exemplo: temperatura, altura, peso, tensão arterial.

d) Escala de rácio

Trata-se de uma escala em que diferentes valores são comparados com um valor original, que é o ponto de partida ou valor zero.

1.5.3 Natureza das variáveis

As variáveis não são todas do mesmo tipo. Distinguem-se pelo facto de os seus valores serem ou não numéricos. Um valor numérico é chamado quantitativo e uma variável não numérica é chamada qualitativa.

Por exemplo, o peso das crianças é uma variável numérica e, portanto, quantitativa, enquanto a cor dos olhos não é numérica e é, portanto, qualitativa.

a) **Variável qualitativa (= variável nominal = variável categórica) = não numérica**

Uma variável qualitativa é uma caraterística expressa por uma categoria; não pode ser medida no verdadeiro sentido do termo. Uma variável qualitativa é sempre discreta = isolada.

Exemplos: sexo, religião, nível de educação, fonte de água, estado de saúde, tratamento recebido, tipo de sangue, cor da conjuntiva, etc.

Uma variável quantitativa pode ser convertida numa variável qualitativa.

Exemplos: idade (em fatias), tensão arterial (em fatias), número de filhos (em fatias), açúcar no sangue (em fatias).

Aplicação: os resultados da observação de uma variável qualitativa são expressos por categoria.

b) **Variável quantitativa (= variável numérica)**

Uma variável quantitativa é uma variável que pode ser efetivamente medida; é expressa por valores numéricos. A variável pode ser discreta ou contínua.

- **Variável discreta (= isolada)**

Só pode assumir valores numéricos distintos e separados (descontínuos). Entre os valores que pode assumir, não há possibilidade de encontrar outros valores. Estas variáveis são expressas em números inteiros. O valor de uma variável isolada não pode ser medido; obtém-se por enumeração.

Exemplo: Número de crianças por família, paridade, episódios de diarreia.

- **Variável contínua (= não isolada)**

Os valores deste tipo de variável podem ser expressos como números reais, ou seja, números com casas decimais. Entre os valores que pode assumir, existe uma série contínua (ininterrupta) de valores numéricos.

Exemplo: Idade, tensão arterial, açúcar no sangue, peso, altura, nível de Hb.

Aplicação: os resultados das observações efectuadas sobre uma variável quantitativa são expressos em média, mínimo/máximo, desvio-padrão, etc.

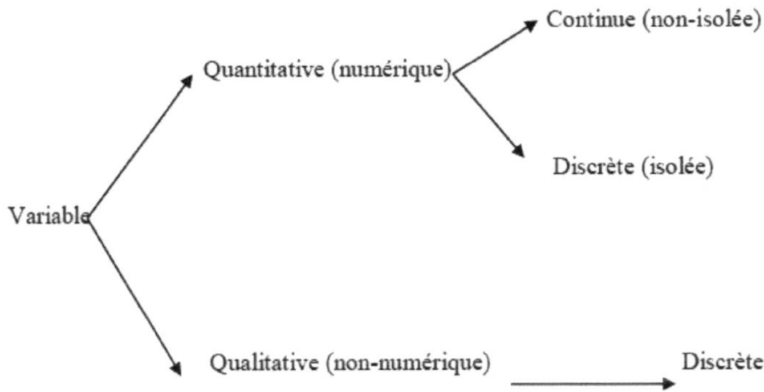

1.5.4 Tipos de variáveis

As variáveis utilizadas nos estudos clínicos e epidemiológicos podem ser agrupadas de acordo com os três aspcctos quc permitem caraterizar a exposição ou a doença: variáveis de pessoa, variáveis de lugar e variáveis de tempo.

1.5.4.1 Variáveis relativas às pessoas

Referem-se a atributos anatómicos, fisiológicos, sociais ou culturais,

- QUEM é afetado?
- Expresso como: idade, sexo, estado civil, etnia, religião, nível de educação, nível socioeconómico, grau de exposição a factores de risco suspeitos (por exemplo, cigarros, radioatividade, refeições, etc.), comportamento, atitude, prática, dimensão do agregado familiar, hereditariedade......
- Expresso sob a forma de tabela ou gráfico.

As variáveis pessoais respondem à pergunta "QUEM?

1.5.4.2 Variáveis de localização

Estas variáveis têm em conta a distribuição geográfica da frequência dos factores de exposição e das doenças.

- Onde estão os casos?
- Expresso em: planeta, continente, país, província, distrito, território, aldeia, agregado familiar
- Expresso por um mapa, frequentemente em relação a um ponto de referência (rio, montanha, fonte suspeita do problema, etc.).

As variáveis ambientais ajudam a responder à pergunta "Onde?

1.5.4.3 Variáveis temporais

As variáveis temporais são utilizadas para caraterizar a forma como uma exposição ou doença varia ao longo do tempo.

- QUANDO é que os casos apareceram?

- Expresso em: época, século, década, ano, mês, semana, dia, hora, minuto, tempo de observação
- Expresso por: gráfico (curva epidemiológica), quadro.

As variáveis temporais são utilizadas para responder à pergunta "QUANDO".

1.5.5 Relação entre variáveis

Ao estudar as relações entre diversas variáveis, podemos dividi-las em variáveis independentes e dependentes.

- Em teoria, uma variável independente é aquela cuja evolução não é afetada por outras variáveis. Na prática, é uma variável potencialmente explicativa, um fator potencialmente causal, cujo efeito se pretende avaliar. Se, por exemplo, quisermos estudar a relação entre a frequência das doenças respiratórias e a poluição atmosférica, a poluição atmosférica será considerada como uma variável independente.
- Uma variável dependente varia em função de outra. Na prática, quando utilizamos o modelo causa-efeito, consideramos que a variável dependente é aquela que nos permite medir o efeito em estudo. No exemplo anterior, a frequência de doenças respiratórias é a variável dependente.

Quadro 2: Variáveis numa tabela de contingência "exposição-doença

VARIÁVEL INDEPENDENTE = Exposição ou causa	VARIÁVEL DEPENDENTE = Doença ou efeito		
	Doentes	Não - doente	
Apresentações	A	B	a + b

Não exposto	C	D	c + d
	a + c	b + d	a + b + c + d

Pergunta: como é que a epidemiologia consegue estabelecer a relação entre o cancro do pulmão numa sociedade em que todos os adultos fumam pelo menos 20 cigarros por dia?

1.5.6 Noções de epidemia, endemia e pandemia

Quadro 3: Diferença entre epidemias, endemias e pandemias

	Número de casos	empesas	Espaços (Localização)
Epidemia	Elevado	Limitada	imitado
Endémica	Elevado	Ilimitado	Limitada
Pandemia	Elevado	Limitada	Ilimitado

1.5.6.1 Epidemias

Uma epidemia é o desenvolvimento súbito e a propagação rápida de uma doença transmissível ou não transmissível que afecta simultaneamente um grande número de indivíduos durante um período de tempo limitado, num determinado território ou comunidade. Manifesta-se pelo aparecimento invulgar de um grande número de casos quando a doença não existe, ou por um aumento considerável do número de casos quando a doença é endémica na região ou na população em causa. É a ocorrência, numa população, de um número de casos de uma determinada doença significativamente superior ao habitual (frequentemente ≥10%, exceto no caso de doenças raras).

Pergunta: - Quando pode ser declarada uma epidemia?

- o paludismo pode tornar-se uma epidemia? Justifique a sua resposta.

Uma epidemia é um fenómeno de massa, limitado no tempo e no espaço.

Exemplo: Ébola em Kikwit, varíola em Sankuru.

Nos animais, o mesmo fenómeno é designado por "epizootia".

Existe uma diferença entre uma epidemia e um surto. Um surto é uma epidemia que afecta uma pequena população.

1.5.6.2 Endémica

Uma endemia é a presença habitual, numa região ou numa população, de uma doença que aí ocorre de forma constante ou periódica. É a presença constante de uma doença (prevalência habitual) com a mesma frequência durante um longo período de tempo. A diferença entre uma endemia e uma epidemia é que uma endemia é ilimitada no tempo mas limitada no espaço, enquanto uma epidemia é limitada no tempo e no espaço. É a presença constante (permanente) de uma doença (prevalência habitual) com um nível legal de frequência durante um longo período de tempo.

Trata-se de um fenómeno de massa ilimitado e limitado no espaço.

Tempo ilimitado = presença de numerosos casos da doença ao longo de várias gerações sucessivas.

Exemplo: - Malária na RDC

-Tripanossomíase na RDC

No caso dos animais, é o que se designa por "Enzootie".

1.5.6.3 Pandemia

Uma pandemia é o aparecimento de uma série de casos limitados no tempo mas não no espaço. O espaço ilimitado é representado pelo caso em que a doença se espalha por toda a população, ou em que vários continentes e respectivas populações são afectados. Trata-se da distribuição de uma doença à escala mundial, ou seja, para além das fronteiras.

Exemplos: - Gripe

- VIH

Os animais são conhecidos como "Panzooties".

1.6 MODELO BÁSICO DE RACIOCÍNIO EPIMIOLÓGICO

O modelo "pasteuriano" ou biomédico que está na base do ensino da medicina estabelece uma relação causal hipotética entre um agente e um hospedeiro. Se a interação for equilibrada, estamos perante um estado de "saúde". Se, pelo contrário, a interação estiver desequilibrada, temos uma doença.

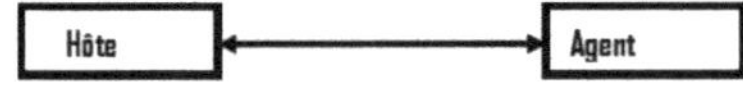

Na prática clínica, o médico faz uma anamnese para determinar o agente causal de uma patologia (ou seja, para diagnosticar uma doença através de perguntas).

O modelo epidemiológico tem em conta um elemento adicional, o ambiente (físico, social e biológico). Por outras palavras, o agente causal deve encontrar um ambiente adequado para se desenvolver, de modo a que o hospedeiro seja afetado. Trata-se, portanto, de um modelo "ecológico" que considera a saúde como um estado de equilíbrio entre três factores (a tríade ou triângulo epidemiológico):

- O indivíduo (hospedeiro): inclui todos os factores intrínsecos a um indivíduo que têm impacto na sua exposição, sensibilidade ou reação a um agente causal (idade, estilo de vida, estatuto socioeconómico, etc.). A suscetibilidade do hospedeiro depende de uma série de factores: genéticos, nutricionais, etc.
- O agente causador: pode ser um fator de risco infecioso ou não infecioso (por exemplo, vírus, bactérias, substâncias químicas, etc.).
- O ambiente: engloba os factores que influenciam o agente e a possibilidade de exposição. Estes incluem factores físicos (por exemplo, o clima), factores biológicos (por exemplo, insectos) e factores socioeconómicos (por exemplo, o acesso aos serviços de saúde).

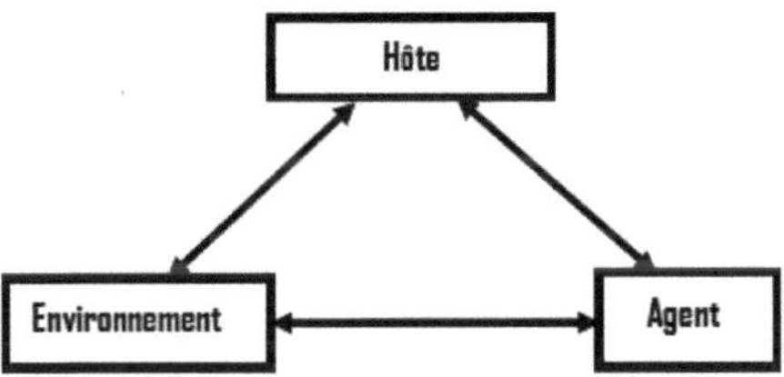

1.7. FONTES DE DADOS EPIDEMIOLÓGICOS

Existem dois tipos de dados epidemiológicos.

- Dados recolhidos numa base contínua, ou seja, dados de "rotina" e dados de vigilância epidemiológica.

- Dados recolhidos deliberadamente no âmbito de inquéritos epidemiológicos.

Estas duas fontes de dados são complementares porque, por exemplo, um inquérito epidemiológico pode ser organizado de forma a utilizar melhor os dados de "rotina", enquanto os dados demográficos de base são essenciais para planear a amostragem de um estudo de observação.

1.7.1 Dados recolhidos numa base permanente

1.7.1.1 Estatísticas vitais

Incluem factos sistematicamente recolhidos que são representados em formato digital. Trata-se de acontecimentos da vida, tais como nascimentos, casamentos, divórcios e adopções.

Exemplos de documentos do estado civil.

- Nados-vivos

São geralmente registados num documento denominado "certidão de nascimento". Este documento é de importância vital. Uma pessoa que não possua uma certidão de nascimento não existe legalmente. Este documento fornece informações sobre o nascimento, o sexo, o local, a data e, de um modo geral, as circunstâncias que rodearam o nascimento.

- Mortes

O conceito de morte é registado num certificado denominado certidão de óbito. Este certificado fornece informações sobre o género, a causa da morte, as doenças ou acontecimentos que levaram à morte e a data da morte.

1.7.1.2 Recenseamentos

Consistem na contagem da população durante um determinado período de tempo. Os recenseamentos fornecem informações sobre a dimensão da população num determinado momento. Fornecem o denominador para o cálculo de várias taxas utilizadas em epidemiologia.

1.7.1.3. Estatísticas médicas e de saúde

Estas estatísticas provêm de instituições que oferecem tanto serviços curativos como de promoção. Estas são :

a) <u>Estatísticas hospitalares</u>

Fornecem informações sobre a morbilidade e a mortalidade da população. Infelizmente, estes dados raramente são representativos da população, uma vez que nem todos os doentes vão ao hospital. Os registos médicos são difíceis de utilizar.

b) <u>Estatísticas das seguradoras</u>

Só dizem respeito aos assinantes. Por conseguinte, não cobrem toda a população. Por outro lado, muitas organizações estão mais preocupadas com os pormenores dos medicamentos do que com os diagnósticos.

c) <u>Estatísticas das declarações obrigatórias de doenças</u>

Infelizmente, poucas instituições notificam sistematicamente estas doenças. Muitas vezes, baseamo-nos em dados registados em populações específicas (= populações em cativeiro), como as escolas ou o exército.

1.7.1.4 A polícia ou a gendarmaria

Estas instituições dispõem de dados sobre acidentes rodoviários e outras ocorrências.

1.7.1.5 Escolas e outros estabelecimentos de formação

Fornecem dados para os serviços médicos escolares, por exemplo.

1.7.2 Inquéritos epidemiológicos

Estes inquéritos são organizados para produzir as informações necessárias à realização de objectivos específicos: medir a dimensão de um problema, investigação etiológica, avaliação de uma intervenção, etc.

1.8 O CONCEITO DE SAÚDE

A OMS propôs a seguinte definição de saúde: "A saúde é um estado de completo bem-estar físico, mental e social e não apenas a ausência de doença ou enfermidade".

Apesar das críticas que lhe foram feitas devido às dificuldades de definir e medir o "bem-estar completo", esta definição permite, no entanto, abordar a questão da saúde sob três ângulos distintos e complementares:

- Abordagem perceptiva, que define a saúde como uma perceção subjectiva de bem-estar;
- Uma abordagem funcional que descreve a saúde como a capacidade de funcionar bem num determinado ambiente físico, psicológico e social;
- Abordagem adaptativa, que utiliza o conceito de adaptação do indivíduo ao seu ambiente

É de notar, no entanto, que é difícil dar uma definição simples de saúde porque a saúde é multifatorial. Por outro lado, é fácil definir uma doença e um problema de saúde.

- A doença é um processo biológico anormal, frequentemente explicável e classificável de acordo com as suas causas e mecanismos.
- Um problema de saúde é definido como um sofrimento real ou potencial resultante de um processo que perturba o estado de saúde e provoca um estado de "mal-estar" individual ou coletivo.

1.9 DETERMINANTES DA SAÚDE

Como já foi referido, os principais determinantes da saúde psico-sócio-somática estão relacionados com o ambiente, o comportamento individual, o ser humano (nomeadamente a hereditariedade = factores intrínsecos) e os factores que regem a prestação de cuidados de saúde (serviços de saúde). Existe, portanto, uma interação entre a população, o comportamento dessa população, o ambiente e os serviços de saúde; uns controlam os outros e uns influenciam os outros.

Principais factores que determinam a saúde

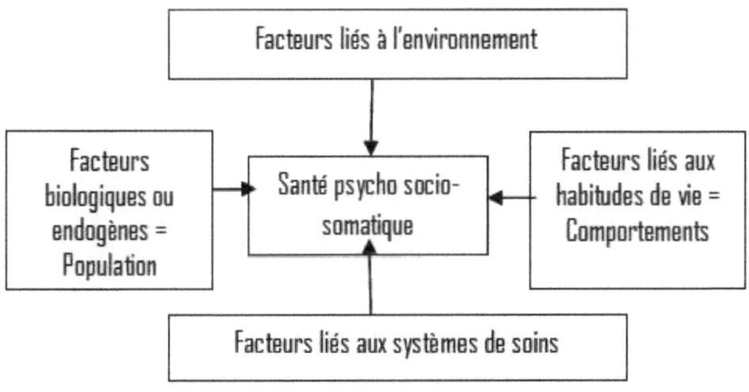

Isto significa que a organização dos serviços de saúde não pode, por si só, garantir a saúde psico-socio-somática.

CAPÍTULO 2: ASSOCIAÇÃO ESTATÍSTICA E NOÇÃO DE CAUSALIDADE

O objetivo deste capítulo é duplo: em primeiro lugar, apresentar a forma de avaliar uma associação estatística válida entre uma exposição e uma doença; em segundo lugar, descrever a noção de causalidade, revelando alguns modelos causais em epidemiologia. Esta descrição não deixará de realçar o carácter dinâmico das causas da saúde e da doença, bem como os mecanismos de prevenção dos problemas de saúde numa população.

2.1 AVALIAR A VALIDADE DE UMA ASSOCIAÇÃO ESTATISTICA

O termo associação designa uma relação estatística entre duas variáveis, ou seja, a medida em que a frequência de uma doença ou de um estado de saúde em indivíduos com uma exposição específica difere, mais ou menos, da frequência dessa doença em indivíduos não expostos (Matukala op.cit). Embora os resultados de um estudo epidemiológico possam ser a consequência real de uma exposição no desenvolvimento de uma doença, podem também refletir outros factores que não a exposição em questão. É por isso que, na presença de uma associação estatística, devemos sempre questionar-nos antes de concluir que ela é válida. Com efeito, há dois tipos de validade a verificar: *a validade externa*, em que o investigador garante que os resultados do seu estudo podem ser generalizados a outras populações, e *a validade interna,* em que garante que o acaso, os enviesamentos de seleção ou de informação e a confusão devida a certas variáveis não explicam os resultados obtidos.

Vejamos estes três últimos elementos com mais pormenor.

2.1.1 O papel do acaso

De facto, sempre que se examina uma amostra populacional, é possível que a associação observada entre uma exposição e uma doença se deva ao acaso, uma situação conhecida como erro aleatório. A dimensão da amostra é um dos principais factores que influenciam a proporção do acaso nos resultados do estudo.

2.1.2 O papel dos preconceitos

A presença de enviesamento é uma das explicações para uma associação estatística observável entre uma exposição e uma doença. Um enviesamento é um erro sistemático introduzido durante a conceção ou a execução de um estudo. Os enviesamentos podem, portanto, estar presentes na forma como os indivíduos são selecionados, na forma como a informação é obtida ou na forma como é apresentada. Isto é particularmente verdade quando o método de seleção dos indivíduos difere consoante se trate de casos ou de controlos, e esta diferença está relacionada com o seu estado de exposição. Do mesmo modo, se os métodos de recolha, análise ou interpretação das informações diferirem entre os grupos de um mesmo estudo, corre-se o risco de observar uma relação que, na realidade, não existe.

Existem dois tipos principais de enviesamento: enviesamento de seleção e enviesamento de informação. O viés de seleção ocorre quando os participantes num estudo não são selecionados com base em critérios comparáveis. O viés de informação ocorre quando se obtêm informações não comparáveis ou informações de qualidade diferente dos participantes num estudo.

2.1.3 O papel da confusão

O fator de confusão é uma terceira explicação possível para uma associação estatística observada, uma vez que pode ser a consequência de outras diferenças fundamentais entre os grupos que não foram medidas. Por outras palavras, a associação estatística observada pode resultar de uma mistura de efeitos entre a exposição, a doença e um terceiro fator associado à exposição e que actua independentemente sobre o risco de desenvolver a doença. Este fenómeno é designado por confundimento, e o fator externo que acaba de ser mencionado é a variável de confundimento.

2.2 ESTABELECER UMA RELAÇÃO DE CAUSA E EFEITO

Quando o acaso, o enviesamento e a confusão são excluídos de um estudo, torna-se correto, com base nos dados desse estudo, concluir que existe uma associação estatística válida entre a exposição e a doença (Hennekens et al, 1998). Uma associação estatística válida pode ser uma relação causal ou de causa-efeito, e o principal objetivo da epidemiologia é verificar se é esse o caso. Para o conseguir, a avaliação deve basear-se em determinados critérios.

2.3 CRITERIOS DE CAUSALIDADE PROPOSTOS POR BRADFORD HILL

Estes critérios indicam os aspectos a ter em conta na distinção entre associações causais e não causais. Estes critérios são :

1. Força da associação - De acordo com este critério, quanto mais forte for a associação entre um resultado e uma exposição, mais provável é que a associação seja causal. A força da associação é definida pela magnitude do risco, medido por estatísticas adequadas.
2. Consistência da associação - Diz-se que existe consistência de associação se a associação for observada de forma consistente apesar de os estudos serem efectuados em

contextos diferentes, utilizando métodos diferentes. Nestas circunstâncias, é pouco provável que todos os estudos cometam o mesmo erro. *Para se chegar ao mesmo resultado quando se fazem as mesmas análises, ou seja, de cada vez que a associação é calculada no mesmo contexto, é preciso estabelecer a associação tal como já foi feita.*

3. Especificidade - A especificidade é estabelecida quando uma única causa presumida produz um efeito específico. No entanto, Hill adverte contra a atribuição de uma importância indevida a este critério. De facto, quando se trata de doenças multifactoriais, este critério tem uma utilidade muito limitada e pode mesmo revelar-se inválido. Existe apenas uma causa para explicar uma doença A→B
4. Sequência cronológica - É essencial que a exposição preceda o resultado no tempo. Este critério é absolutamente essencial. A causa (exposição) deve preceder a consequência (a doença).
5. Gradiente biológico (relação dose-resposta) - Este critério significa que um maior nível de exposição, em termos de quantidade ou de duração, corresponde a um maior risco de doença. Quanto mais se está exposto, mais se desenvolve a doença.
   EX: quanto mais se fuma, mais cancro se desenvolve.
6. Plausibilidade biológica - A associação deve estar de acordo com o que é previsto pelos mecanismos patológicos. *Por outras palavras, o que a ciência estabeleceu.* É o grau de conhecimento biológico alcançado no domínio em questão que determina se este critério é cumprido.
   Álcool → acidente} → isso explica tudo
   Tabaco →cancro}
   Beber álcool à vontade, sem qualquer outro mecanismo.

7. Coerência (compatibilidade): A associação deve ser comparável com a teoria e os conhecimentos existentes.
8. Provas experimentais: este critério é satisfeito se existirem provas de que o estado de saúde ou de doença pode ser modificado através de um regime experimental adequado. Este critério refere-se, portanto, à prova obtida através da eliminação de uma exposição nociva como parte de um programa de intervenção ou prevenção. Deve ser cientificamente demonstrado que, se se eliminar a causa, a consequência deixará de existir.
   Álcool → cancro (sem álcool,
9. Analogia – Para Hill, a experiência de uma situação pode levar à consideração de resultados análogos para exposições semelhantes a outras doenças.

2.4 COMO E QUE A DOENÇA E TRANSMITIDA

De acordo com Gordis (2004), a transmissão de doenças pode ser direta ou indireta. A transmissão direta ocorre quando um fator causa diretamente a doença sem passar por um fator intermediário. A transmissão indireta, por outro lado, ocorre quando um fator causa a doença através de outros factores numa ou mais fases intermédias. A transmissão indireta pode ocorrer de forma horizontal ou vertical. A transmissão horizontal ocorre indiretamente através de um veículo comum (exposição única, múltipla ou contínua), por contacto direto pessoa a pessoa ou através de um vetor. A transmissão vertical ocorre de mãe para filho durante a gravidez.

Quadro 4: Modos de transmissão da doença

Modos de transmissão de doenças (Gordis, 2014)	
Direta (transmissão cruzada)	**Indireta**

Contacto direto entre pessoas	A. Transmissão horizontal 1. Veículo partilhado : a) Exposição única (1 fator único) b) Exposição múltipla (vários factores) c) Exposição contínua (fumadores) Ex: Consumo de alimentos ou água contaminados responsável pela gastroenterite. 2. Vetorial B. Transmissão vertical (da mãe para o filho durante a gravidez).

a. Transmissão direta ou cruzada: quando um fator causa diretamente a doença sem passar por um fator intermediário.
   Por exemplo: transmissão aérea da tuberculose de pessoa para pessoa.
b. Transmissão indireta: quando um fator causa a doença através de outros factores numa ou mais fases intermédias.

CAPÍTULO 3: PREVENÇÃO E RASTREIO

3.1 PREVENÇÃO

A prevenção é um conjunto de medidas destinadas a evitar o desenvolvimento de doenças ou as suas consequências.

3.1.1 História natural da doença :

Esta é a evolução natural da doença numa pessoa, desde o início até à sua resolução, na ausência de qualquer intervenção.

É a história natural da doença que determina, em grande medida, as possibilidades de prevenção. O modelo desta história natural pode ser representado como um conjunto de hipóteses causais que ligam quatro etapas sucessivas (Rotham, 1981; Kleinbaum et al, 1982).

1. A fase de início do processo etiológico (fase de sensibilidade), que é atingida assim que o sujeito é exposto ao efeito de um ou mais factores de risco (exemplos: efeitos do tabaco, do álcool, de um poluente, de outra doença, expressão de um risco infecioso, etc.). Nesta fase, apenas os factores de risco estão presentes.
2. Fase de início do processo patológico ou fase pré-clínica ou pré-sintomática que é atingida quando se verificam alterações fisiológicas pré-sintomáticas (exemplos: desenvolvimento de cancro do colo do útero in situ, instalação insidiosa de lesões de aterosclerose, desenvolvimento de fibrose pulmonar intersticial, aquisição de um estado infecioso sem manifestações clínicas, etc.) que vão evoluir para o desaparecimento, estabilização ou agravamento e irreversibilidade. O agente etiológico está presente no organismo e provoca alterações

patológicas sem, no entanto, produzir sinais ou sintomas perceptíveis.

3. A manifestação da doença ou fase sintomática, que é atingida quando a doença se tornou sintomática. É a fase em que os sinais ou sintomas da doença aparecem no indivíduo.
4. A fase de resolução da doença ou fase clínica tardia, que é atingida no final da história natural da doença, quando esta progrediu para a recuperação (espontânea ou não), recuperação com anomalia residual, cronicidade ou morte.

O processo de passagem de um destes estados para outro pode ser dividido em três fases:

1. A fase de indução, durante a qual o indivíduo exposto sofre alterações fisiológicas pré-sintomáticas que podem ser irreversíveis;
2. A fase de promoção, durante a qual o indivíduo passa da fase pré-clínica para a fase clínica da doença, tornando-se um doente sintomático;
3. A fase de expressão da doença, durante a qual a doença progride até ao seu desfecho final.

As fases de indução e promoção da doença formam, em conjunto, a chamada fase de latência da doença, ou seja, o intervalo de tempo entre o momento em que o primeiro fator causal da doença é implementado e o momento em que a doença é detectada. Esta fase é de interesse fundamental para a investigação etológica (estudo das causas da doença).

A fase de expressão da doença é complementar à fase de latência e corresponde ao que é mais frequentemente designado como a duração da doença. Esta fase é o principal foco da investigação clínica (estudo dos efeitos e do impacto dos cuidados médicos).

A combinação dos conceitos de latência e de duração permite definir o carácter crónico de uma doença. Uma doença pode ser descrita como crónica quer porque a sua história natural é longa (latência + duração), quer porque as suas manifestações clínicas são de longa duração. O conceito de cronicidade é, portanto, dimensional:

1. Latência curta, duração curta (por exemplo, gripe)
2. Latência curta, duração longa (por exemplo, sífilis)
3. Longa latência, curta duração (por exemplo, cancro do pâncreas)
4. Longa latência, longa duração (por exemplo, hipertensão)

Estas mesmas observações podem, no entanto, ser utilizadas de uma forma completamente diferente para a ação. Cada uma das três fases da história natural da doença corresponde a uma oportunidade de intervenção:

1. A fase de indução da doença é seguida da fase de prevenção primária, durante a qual é possível evitar a exposição a um fator de risco ou limitar as suas consequências (por exemplo, alterações dos hábitos alimentares ou do estilo de vida, vacinação, controlo dos incómodos alimentares, etc.), ou seja, tentar evitar o aparecimento da doença (reduzir a incidência da doença). A proteção da saúde através de esforços pessoais e comunitários.
2. À fase de promoção da doença segue-se a fase de prevenção secundária, durante a qual é possível travar o desenvolvimento do processo patogénico (por exemplo, sugerir que um fumador coronário deixe de fumar, remover uma lesão cancerígena pré-clínica, assegurar o controlo da pressão arterial de um doente hipertenso através de medicação, etc.), ou seja, tentar reduzir a proporção de doença na população (reduzir a prevalência da doença);

3. A fase de expressão da doença é seguida da fase de prevenção terciária, durante a qual se tenta limitar as consequências de uma doença que se tornou sintomática, ou seja, administrar cuidados curativos aos doentes. O objetivo é reduzir as consequências graves da doença ou dos problemas de saúde. Estas consequências graves podem ser deficiências, incapacidades ou desvantagens.

Estes três níveis de prevenção são de grande importância para a saúde pública. A medicina é mais do que apenas cuidados curativos. Os profissionais de saúde, tal como os outros intervenientes no domínio da saúde (o público em geral, os responsáveis políticos, etc.), têm de fazer escolhas entre uma série de acções possíveis.

- Deficiência: inclui tudo o que perturba o funcionamento normal de um indivíduo (físico, mental e social).
- Incapacidade: é uma limitação funcional ou restrição de atividade resultante de uma deficiência.
- Uma deficiência é uma exclusão de lugares ou papéis sociais em resultado de uma deficiência ou incapacidade.

Modelo concetual da história natural da doença, de acordo com Kleinbaum et al.

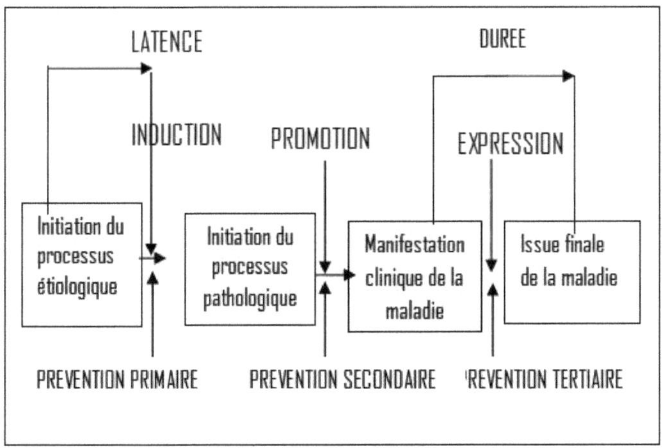

3.1.2 Nível de prevenção

É atualmente aceite que existem quatro níveis de prevenção.

Estes quatro níveis correspondem às diferentes fases de desenvolvimento de uma doença.

1. A prevenção é fundamental;
2. Prevenção primária ;
3. Prevenção secundária ;
4. Prevenção terciária

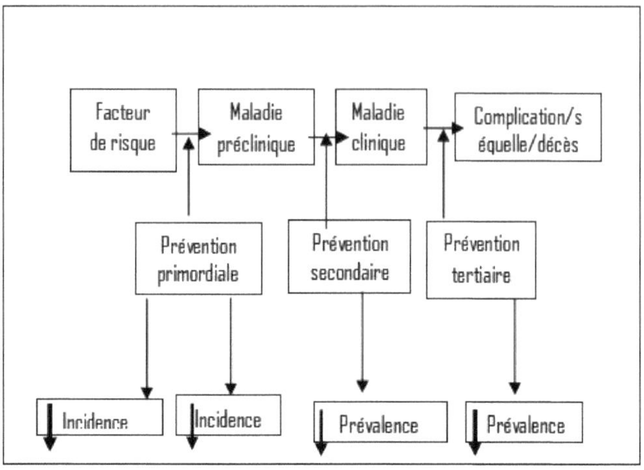

3.1.2.1 A prevenção é fundamental

A prevenção visa sobretudo os factores que favorecem a ação dos factores etiológicos específicos da doença.

O objetivo da prevenção primária é evitar a adoção e a manutenção de atitudes sociais, económicas e culturais e de estilos de vida que predispõem as pessoas a um risco elevado de doença.

A prevenção será tanto mais eficaz quanto mais os poderes públicos a apoiarem, nomeadamente através de regulamentação e/ou de políticas de apoio.

Vejamos um exemplo:

Para combater a carência de iodo, as medidas preventivas mais importantes envolverão, por exemplo, a introdução de regulamentação sobre a importação de sal de cozinha, a educação do público para que consuma apenas sal iodado e a educação dos retalhistas para que promovam a importação apenas de sal iodado. A chave da prevenção é, portanto, combater o aparecimento de factores de risco.

3.1.2.2 Prevenção primária

Ação durante a fase de indução da doença, com o objetivo de reduzir a frequência de ocorrência (incidência), actuando sobre as causas e os factores de risco.

Exemplos: medidas de higiene individual e comunitária, vacinação.

A prevenção primária tem lugar na fase de suscetibilidade do hospedeiro. A fase de suscetibilidade do hospedeiro é o momento ideal para implementar a prevenção primária, porque nesta fase a doença ainda não começou, mas todos os factores de risco estão presentes. Por exemplo, no caso do sarampo, uma criança que chegou recentemente a uma zona onde o sarampo é endémico, não foi vacinada contra o sarampo e tem doze meses de idade, pelo que quase já gastou os anticorpos protectores herdados da mãe. Consequentemente, esta criança é suscetível de contrair sarampo. A tomada de medidas nesta fase irá contrariar o efeito dos factores de risco.

A prevenção primária é um conjunto de medidas que afectam os factores de risco para que estes não afectem o hospedeiro, com o objetivo de evitar o aparecimento da doença. Intervém em indivíduos sem doença antes de adoecerem. Estas medidas podem ser acções gerais de promoção da saúde, como a promoção de uma boa alimentação ou higiene em casa, no trabalho, etc. A educação para a saúde tem assim o seu lugar na prevenção primária. O objetivo da prevenção primária é evitar o aparecimento de uma doença e, por conseguinte, reduzir a sua incidência.

3.1.2.3 Prevenção secundária

Ação na fase de promoção da doença, cujo objetivo é evitar que a doença evolua da fase pré-clínica para a fase clínica.

Exemplos: -Deteção e tratamento precoce de doenças.

A prevenção secundária tem dois objectivos: curar as doenças e atenuar os efeitos mais graves através do diagnóstico e do tratamento precoces. A prevenção secundária ajuda a reduzir a prevalência.

Na fase em que o indivíduo é assintomático, mesmo que a doença ainda não se tenha manifestado, as alterações patogénicas estão a ganhar terreno no indivíduo. Em termos de evolução da doença, estamos no período de incubação. O período de incubação é o intervalo de tempo entre a entrada do agente infecioso e o aparecimento da doença. Note-se que o período de incubação, termo reservado às doenças infecciosas, corresponde ao período de latência das doenças não infecciosas. Neste caso, a forma ligeira da doença é frequentemente assintomática. A prevenção secundária centra-se na fase assintomática da doença. Ajuda a reduzir a duração da doença. Por exemplo, a educação da população adulta para o controlo regular da tensão arterial visa detetar a hipertensão numa fase ainda benigna, para que o tratamento possa evitar que a doença evolua para uma fase avançada. O objetivo da prevenção secundária é, portanto, <u>reduzir a prevalência da doença.</u>

3.1.2.4 Prevenção terciária

Ação na fase de expressão da doença. Trata-se da prevenção do agravamento, das complicações e das recaídas. Este nível de prevenção é o da medicina curativa.

O objetivo da prevenção terciária é evitar complicações, reduzir os efeitos da incapacidade, restaurar a função de um membro ou órgão afetado por sequelas ou evitar a morte do doente. A prevenção terciária tem lugar depois de a doença se ter manifestado e ter decorrido o tempo suficiente para causar danos residuais. As medidas de prevenção terciária incluem o tratamento específico da doença estabelecida e das suas complicações, a fisioterapia destinada a tornar um membro funcional ou a colocação de uma prótese para melhorar a audição de um deficiente auditivo que tenha sofrido uma otite mal tratada. A fisioterapia para um hemiplégico que sofreu um acidente vascular cerebral pode permitir-lhe reintegrar-se na sua vida social quotidiana.

A prevenção terciária tem também como objetivo a reintegração social e profissional após a doença. Reduz a frequência da incapacidade e da recorrência.

É importante notar que a prevenção primária foi a que mais contribuiu para a saúde e o bem-estar da população no seu conjunto.

No que respeita à prevenção secundária e terciária, é necessário um diagnóstico precoce através de testes rápidos e válidos que possam ser aplicados em grande escala.

3.2. RASTREIO EM MASSA PARA DETECÇÃO DE DOENÇAS

É evidente que a abordagem ideal para o controlo das doenças é a prevenção primária, ou seja, a prevenção da doença em primeiro lugar. Quando a prevenção primária não é possível, a prioridade passa a ser a deteção e o tratamento precoces. Existem duas formas de o fazer: o rastreio aos primeiros sinais da doença ou o rastreio mais precoce das pessoas assintomáticas.

O rastreio dos sinais mais precoces continua a depender dos médicos e dos próprios cidadãos para reconhecerem e reagirem precocemente ao aparecimento desses sinais. Este capítulo centra-se na deteção precoce de pessoas assintomáticas e aparentemente saudáveis, a fim de intervir o mais cedo possível no curso da doença.

3.2.1 Definição

O rastreio em massa é o processo de diagnóstico de doenças ou deficiências anteriormente não detectadas, utilizando testes que podem ser aplicados rapidamente e em grande escala.

Trata-se da aplicação de testes ou exames a uma população ou a indivíduos aparentemente saudáveis, com o objetivo de distinguir os indivíduos susceptíveis de estarem livres de uma determinada doença dos indivíduos com uma doença ainda não reconhecida, com vista a instituir exames adicionais, medidas preventivas ou tratamento.

Ser reconhecido através da aplicação de testes, exames ou outros procedimentos que são rapidamente utilizáveis e que permitem distinguir entre pessoas que provavelmente têm a doença (ou condição) e aquelas que provavelmente não a têm. Um teste de despistagem não é necessariamente um diagnóstico. As pessoas suspeitas de serem positivas (pelo teste) devem ser enviadas ao seu médico para um diagnóstico definitivo e tratamento (se necessário). (OKITOLONDA 2015).

3.2.2. Objetivo

O objetivo do rastreio é determinar quem na população tem o problema, geralmente através de um teste amplamente disponível.

Exemplos: glicemia (diabetes), tensão arterial (hipertensão), proteinúria (eclâmpsia), teste serológico (VIH), esfregaço de Papa Nicolau (cancro do colo do útero).

O rastreio em massa tem várias aplicações:

1. Num estudo epidemiológico: determinação da prevalência ou da progressão

Doença natural ;

2. Prevenir o contágio e proteger a saúde pública (por exemplo, a tuberculose) ;

3. Rastreio a nível individual, para um melhor tratamento.

3.2.3 Caraterísticas de um teste de despistagem

As caraterísticas importantes de um teste de rastreio em massa são :

- Validade (sensibilidade, especificidade),
- Fiabilidade (reprodutibilidade),
- Rendimento,
- Velocidade,
- Baixo custo,
- Segurança,
- Viabilidade por técnicos (não necessariamente por especialistas).

Fiabilidade

Um teste fiável deve dar o mesmo resultado de cada vez que é aplicado ao mesmo indivíduo, nas mesmas condições. Existem duas fontes de variabilidade nos resultados: inter-individual (entre 2 pessoas que interpretam o teste) e intra-individual (variabilidade de vários leitores do teste pelo mesmo indivíduo).

Existem, portanto, dois factores que afectam a fiabilidade do teste:

- Variabilidade inerente ao próprio método ;
- Variabilidade devida ao observador (entre observadores ou entre observações do mesmo observador).

Normalmente, estes erros podem ser controlados através de: normalização dos procedimentos e do equipamento, boa formação dos observadores, supervisão periódica do seu trabalho, e ou pela utilização de 2 (ou mais) observadores que interpretam os resultados de forma independente.

É de notar que, se a variabilidade de um teste for excessiva, a utilidade do teste fica comprometida.

Desempenho

O rendimento de um teste refere-se ao número de casos anteriormente não reconhecidos, diagnosticados por despistagem e colocados em tratamento.

Os factores que influenciam o desempenho são :

1. A incidência da doença ;

2. A prevalência da doença na sua fase pré-clínica (assintomática) ;

3. A população visada pelo programa de despistagem (maior rendimento em pessoas de maior risco, por exemplo, despistagem da diabetes em pessoas com mais de 40 anos, obesas ou com antecedentes familiares de diabetes). Um dos problemas da despistagem é que a maioria dos casos é frequentemente detectada em pessoas que aparentemente não têm factores de risco.

Quando o desempenho do programa começa a diminuir, deve ser revisto para avaliar se ainda é útil ou se a população-alvo não pode ser redefinida. O rendimento global pode ser aumentado se vários testes (para várias doenças) forem administrados na mesma consulta (por exemplo, cancro da mama, cancro do colo do útero, hipertensão, glaucoma).

3.2.4 Requisitos para o rastreio

- O rastreio só deve ser recomendado se for possível efetuar uma intervenção. Esta intervenção terá um impacto no indivíduo ou na população (por exemplo, diabetes, hipertensão, proteinúria - tratamento correto; seropositivo - aconselhamento aos contactos para evitar a transmissão);
- O rastreio não é adequado se não estiver disponível nenhuma intervenção para prolongar a vida do indivíduo ou para reduzir o impacto na população (por exemplo, se o cancro do colo do útero não for curável, não faz sentido fazer um rastreio precoce, a doente sofreria desnecessariamente).
- O rastreio pode ser em massa (campanha). Neste caso, a doença deve ser grave (gravidade +++, prevalência ↑). Exemplo: Tripanossomíase numa região endémica. O conceito de rastreio pressupõe implicitamente que, se for efectuado precocemente, antes do aparecimento dos sintomas, o prognóstico será melhorado porque o tratamento instituído antes do aparecimento de manifestações clínicas óbvias será mais eficaz do que o tratamento tardio.
- O rastreio pode também ser individual ou direcionado para indivíduos de alto risco.

Exemplo: Pessoas que trabalham com chumbo ou amianto.

Por exemplo, nos homens com mais de 50 anos, deve ser efectuado um exame da próstata.

- O êxito de um programa de despistagem depende em grande medida da participação da população-alvo. Um programa de despistagem não pode ajudar a melhorar a saúde da população se esta não participar na despistagem e não receber o tratamento necessário. Existem 4 factores que influenciam a participação da população:
    - A população deve sentir a ameaça da doença (o indivíduo deve estar ciente da doença);
    - As pessoas precisam de levar a doença a sério;
    - O indivíduo deve sentir-se vulnerável à doença (se não se sentir em risco, provavelmente não participará no programa);
    - Têm de acreditar que o rastreio lhes pode ser útil.

A participação da população inclui a aceitação do teste, a cooperação na entrevista e o cumprimento de um diagnóstico ou tratamento suplementar, se necessário. O programa também exige que o pessoal médico tome as medidas necessárias em resposta aos resultados positivos dos testes;

Se a doença em questão for encarada como uma ameaça grave e pessoal, e se a despistagem for vista como uma oportunidade para evitar essa ameaça, a participação da população está mais assegurada; caso contrário, a participação corre o risco de ficar comprometida.

3.2.5 Factores a considerar na criação de um programa de rastreio

1. A afeção (ou doença) deve constituir um problema de saúde grave. Tendo em conta o investimento de recursos, a despistagem só deve ser efectuada quando houver esperança de reduzir significativamente a taxa de incapacidade ou de mortalidade;

2. Deve existir um tratamento aceitável para os casos (... não efetuar o rastreio se não existir tratamento);

3. Devem estar disponíveis meios de diagnóstico e tratamento definitivos;

4. É necessário um teste ou exame válido;

5. Deve ter uma fase "latente" ou pré-clínica (mesmo com sinais precoces), *porque a doença deve ser detectada precocemente na fase assintomática, a fim de detetar a doença e de a gerir para tratamento*;

6. O teste deve ser aceitável para toda a população;

7. A progressão natural da doença, a sua evolução da fase "latente" para a fase de doença, deve ser suficientemente bem compreendida. *Porque quando estamos na fase de iniciação etiológica, precisamos de conhecer o mecanismo, a causa de transmissão da doença*;

8. Deve existir um programa de gestão de casos;

9. O custo da despistagem (incluindo o diagnóstico definitivo e o eventual tratamento) deve ser comparado com o custo do tratamento subsequente de um caso já avançado (... Análise custo-eficácia, análise custo-benefício), ou *seja, qual é o rácio entre o custo da despistagem e o custo do* tratamento?

10. O programa deve ser um processo contínuo de identificação de casos, e não "um exercício pontual (caso a caso) e transversal (permanente)".

3.3 VALIDADE E UTILIDADE DE UM TESTE DE DESPISTAGEM

3.3.1 O valor informativo dos dados de observação

Quadro 5: Relação entre o resultado de um teste e a presença de uma doença

Teste	**Doença**	
	Presente	Ausente
Positivo	A Verdadeiro positivo	B Falso positivo
Negativo	C Falso negativo	D Verdadeiro negativo

3.3.2 A validade intrínseca de um ensaio em relação a um método de referência

- Sensibilidade
- Específico

O valor informativo de um teste é sempre relativo a um método de referência com o qual todas as outras abordagens devem ser comparadas (o "padrão de ouro" que fornece a informação mais próxima da realidade, tendo em conta o estado atual dos nossos conhecimentos).

A validade ***intrínseca*** de um teste depende da sua capacidade de fornecer um resultado positivo em doentes que estão doentes e um resultado negativo nos que não estão doentes, ou, mais exatamente, de reconhecer doentes que foram previamente identificados como doentes e não doentes com base num teste de referência. Os parâmetros que medem o valor intrínseco de um teste são a sua sensibilidade e especificidade.

A ***sensibilidade*** de um teste é a sua capacidade de dar um resultado positivo quando a doença está presente. Na linguagem da probabilidade, a sensibilidade mede a probabilidade condicional de o teste ser positivo quando a doença está presente. A sensibilidade é estimada pela proporção de resultados positivos entre os doentes, ou seja, o rácio entre os verdadeiros positivos e o número total de doentes. Esta proporção é expressa da seguinte forma

Se = total de verdadeiros positivos/total de doentes

ou

a/ (a+c)

A especificidade é a probabilidade de um teste dar um resultado negativo em pessoas que não estão doentes. Refere-se à capacidade de um teste para detetar pessoas que não estão doentes ou para excluir pessoas que estão doentes. É, portanto, a proporção de indivíduos com um teste negativo entre aqueles que não estão doentes. Esta proporção obtém-se através da seguinte fórmula:

Sp = total de verdadeiros negativos/total de não doentes

Ou

d/(b+d)

3.3.3 A validade preditiva ou a utilidade de um teste no contexto da observação

- **VPP**
- **VPN**

Vimos que, para medir a sensibilidade e a especificidade, é necessário determinar primeiro o estado real do doente através de um teste de referência. No entanto, na prática clínica ou na recolha de observações epidemiológicas, o investigador não conhece obviamente esse estado real. Tenta descobri-lo através da realização do teste, ou melhor, tenta estimar a probabilidade da doença com base nos resultados do teste.

A validade preditiva de um teste depende da sua capacidade de fornecer um resultado positivo ou negativo que corresponda a uma elevada probabilidade da presença ou ausência da doença. Os índices que medem a validade preditiva de um teste são o valor preditivo positivo de um teste positivo e o valor preditivo negativo de um teste negativo.

O valor preditivo positivo de um teste positivo mede a probabilidade condicional de a doença estar presente quando o teste é positivo. É a probabilidade a posteriori da presença de uma doença após um teste positivo. O valor preditivo positivo de um teste positivo é estimado pela proporção de doentes entre os indivíduos com teste positivo, ou seja, o rácio entre os verdadeiros positivos e o total de positivos.

O valor preditivo negativo de um teste negativo mede a probabilidade condicional de a doença estar ausente quando o teste é negativo. É a probabilidade a posteriori da ausência de uma doença após um teste negativo. O valor preditivo negativo de um teste negativo é estimado pela proporção de indivíduos não doentes entre os que apresentam resultados negativos ao teste. Por outras palavras, a proporção de verdadeiros negativos em relação ao total de negativos.

Quadro 6: PLANO DE AVALIAÇÃO DO ENSAIO BÁSICO

	TESTE DE REFERÊNCIA		TOTAL
ESTUDO DO TESTE	Doentes	Sains	
Resultado positivo	VP	PF	VP+FP
Resultado negativo	FN	VN	FN+VN
Total	VP+FN	PF+VN	VP+FP+FN+ VN

- VP: resultados realmente positivos (resultados positivos em indivíduos doentes)
- FP: resultados falsos positivos (resultados positivos em indivíduos saudáveis)
- FN: resultados falsos negativos (resultados negativos em indivíduos doentes)
- VN: resultados verdadeiramente negativos (resultados negativos em indivíduos saudáveis)

Podem obter-se várias informações sobre o valor do teste estudado:

Sensibilidade = $\frac{VP}{VP+FN} x\ 100$

Especificidade = $\frac{VN}{VN+FP} x\ 100$

Valor preditivo de um resultado positivo = 0 $\frac{VP}{VP+FP} x\ 100$

Valor preditivo do resultado negativo = 1 $\frac{VN}{VN+FN} x\ 100$

Valor global do ensaio = $\frac{VP+VN}{VP+FP+FN+VN} x\ 100$

TESTE DE REFERÊNCIA

Quadro 7: PADRÃO DE OURO / ETALON /VERITE

	Doença	**Sem doença**	
Doença	A	B	a+b
Sem doença	C	D	c+d
Total	a+c	b+d	n

- **a** + **c**: doentes verdadeiros (**a** = verdadeiro positivo no teste, **c** = falso negativo no teste)
- **b + d:** Verdadeiros não doentes (**b** = falso positivo por texto, **d** = verdadeiro negativo por teste)
- **a + b:** Total positivo do teste (**a** = vari positivo, **b** = falso positivo)
- **c + d:** Total negativo por teste (**c** = falso negativo, **d** = verdadeiro negativo)

O ideal é que as células b e c não contenham quaisquer indivíduos; por outras palavras, que o teste identifique perfeitamente os verdadeiros positivos e os verdadeiros negativos.

Interpretação prática do quadro

- Sensibilidade: quantos verdadeiros positivos são detectados pelo teste (a/a+c)
- Especificidade: Quantos verdadeiros negativos são identificados como negativos pelo teste (d/b+d)
- Valor preditivo positivo (VPP): Qual é a probabilidade de alguém identificado como positivo pelo teste ser positivo (y/y+b)?
- Valor preditivo negativo: Qual é a probabilidade de uma pessoa identificada como negativa pelo teste ser realmente negativa? (d/c+d)

- Eficiência global do teste (valor): Qual é a percentagem de pessoas testadas corretamente classificadas como positivas ou negativas (a+d/n)?

3.3.4. Teorema de Bayes

A validade preditiva de um teste depende muito do contexto em que é efectuado.

O valor preditivo positivo ou negativo de um teste é o resultado da interação entre a frequência da doença na população estudada, a sensibilidade do teste e a sua especificidade. Isto pode ser facilmente demonstrado aplicando as regras do cálculo de probabilidades.

Uma destas regras, designada por teorema de Bayes, calcula o valor preditivo positivo e o valor preditivo negativo da seguinte forma:

$$VPP = \frac{Prévalence\ x\ Se}{(\text{Prévalence x Se}) + (1 - \text{Prévalence})\text{ x }(1 - \text{Sp})}$$

$$VPN = \frac{(1 - \text{Prévalence})\text{x Sp}}{(1 - \text{prévalence})\text{ x Sp } + (\text{prévalence})\text{x }(1 - \text{Se})}$$

CAPÍTULO 4: ESTUDOS EPIDEMIOLÓGICOS

4.1 INTRODUÇÃO

A partir de estudos de mortalidade e morbilidade realizados numa comunidade, o epidemiologista pode observar uma associação estatística entre uma caraterística da população e a ocorrência de uma doença. No entanto, esta associação pode ser espúria. èmeEm 2, o epidemiologista pode tentar confirmar esta associação através da realização de estudos epidemiológicos com o objetivo de determinar se a associação está presente no grupo de indivíduos com a caraterística em questão e ausente no grupo de indivíduos sem a referida caraterística.

Figura Tipos de estudos epidemiológicos (PHAC, 2005)

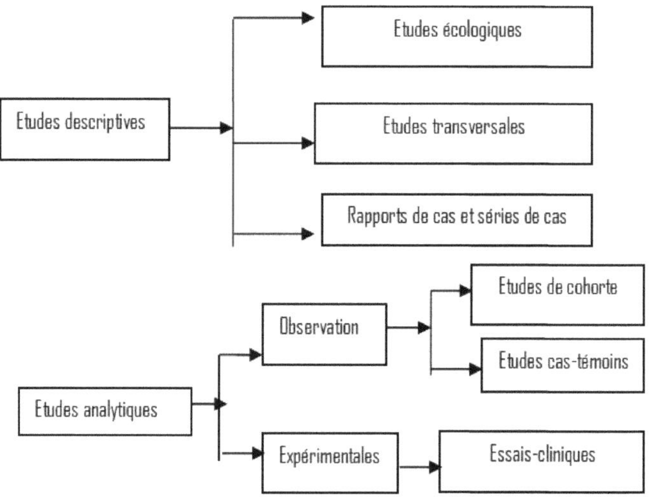

4.2 EPIDEMIOLOGIA DESCRITIVA

4.2.1 Definição

A epidemiologia descritiva descreve a frequência e a distribuição de doenças ou problemas de saúde nas populações em função das variáveis pessoa, local e tempo (Simpson et al., 2008).

4.2.2 Caraterísticas de um estudo descritivo

Descreve e gera as hipóteses e nunca as testa.

Os estudos descritivos consistem na recolha e análise sistemática de dados com o objetivo de responder às seguintes questões: Qual é a natureza do problema? Qual é a dimensão do problema? Quem é afetado? Como se comportam as pessoas afectadas pelo problema? O que pensam e sabem sobre o problema?

Os estudos descritivos tratam da distribuição dos problemas: subgrupos da população afetada, distribuição geográfica, bem como variações de frequência ao longo do tempo. Estes estudos podem fornecer informações que podem ser utilizadas para formular uma ou mais hipóteses epidemiológicas (OKITOLONDA 2015).

O estudo descritivo não é concebido para testar uma hipótese, mas simplesmente para fornecer informações sobre as caraterísticas de uma população (quem? quando? onde?). Esta informação pode eventualmente levar à formulação de uma hipótese, que deve então ser verificada por um estudo analítico.

4.2.3 Questões respondidas pelos estudos descritivos

Os estudos descritivos fornecem respostas às perguntas: Quem? Quem? Onde?

1°) O indivíduo (quem?)

Dados descritivos sobre o indivíduo correspondentes à pergunta "Quem está doente?", idade, sexo, religião, estado civil, tipo de personalidade, raça, bem como factores socioeconómicos como a educação, o rendimento e a profissão.

2°) O local (onde?)

A segunda questão essencialmente colocada pelos estudos descritivos é "Onde se observam as taxas de morbilidade mais elevadas e mais baixas? As caraterísticas geográficas descritivas podem fornecer informações muito importantes sobre a etiologia de uma doença.

3°) Tempo (quando?)

Os dados descritivos referem-se ao tempo correspondente às perguntas "Quando é que a doença é mais rara ou mais frequente? Em certos aspectos, a evolução cronológica da taxa de incidência da doença corresponde ao conceito clássico de epidemia, um aumento importante da morbilidade num espaço de tempo relativamente curto.

4.2.4 Tipos de estudos descritivos

Existem três tipos de estudos descritivos: relatórios de casos ou séries de casos, estudos transversais e estudos ecológicos (Hennekens et all, 1998).

A. Relatórios de observação de casos ou séries de casos

Seguir um indivíduo com um problema de saúde, registar os sintomas e formular hipóteses, mas nunca testá-las.

Consiste em fazer com que um ou mais médicos tracem um perfil cuidadoso e pormenorizado de um ou mais doentes. O estudo de casos individuais pode ser aplicado a séries de casos, que apresentam as caraterísticas de um certo número de doentes que sofrem de uma determinada doença. Os relatórios ou séries de casos são o tipo mais básico de estudo descritivo: segue-se um doente ou um grupo de doentes com o mesmo diagnóstico e formulam-se hipóteses com base num certo número de observações. As observações podem representar os primeiros sinais de uma nova doença ou fator de risco, ou o início de um surto. Por exemplo, foi um único relatório de observação que levou à hipótese de que a utilização de contraceptivos orais aumenta o risco de trombose venosa. Os estudos de caso representam uma interface importante entre a medicina clínica e a epidemiologia e, na maioria das vezes, dizem respeito a manifestações clínicas invulgares.

Quando realizados em pequena escala, estes estudos são conhecidos como "estudos de caso descritivos". Um estudo de caso descritivo pode incidir sobre um único doente, uma unidade de saúde ou uma aldeia. Um estudo descritivo pode também incidir sobre uma série de casos.

A prevenção é difícil, bastando evitar o contacto com o doente porque não se sabe o que ele sofre. Os resultados são difíceis de generalizar. A prevalência não pode ser calculada. Não existe um grupo de controlo.

B. Estudos transversais (estudos de prevalência).

Trata-se de estudos em que se procura a presença de uma doença num indivíduo numa data específica (Hennekens et al., 1998). Por exemplo, os inquéritos sobre as necessidades de saúde. Os estudos transversais são utilizados para estimar a importância de um problema de saúde e acompanhar a sua evolução, avaliar as intervenções de saúde e formular hipóteses. Os estudos transversais, também conhecidos como estudos de prevalência, são normalmente utilizados em epidemiologia descritiva para medir a prevalência de uma doença.

Os estudos transversais avaliam o nível de exposição atual ou passado. Descrevem um quadro epidemiológico e geram hipóteses etiológicas. A utilização de um questionário de inquérito é uma forma de recolher informações sobre a exposição e a doença. Nos estudos de prevalência, a informação sobre a doença e a exposição é obtida em simultâneo, pelo que é difícil dizer se a doença precedeu a exposição e vice-versa. Também é difícil detetar doenças de curta duração utilizando a prevalência. Assim, as associações encontradas entre exposição ou níveis de exposição e doença representarão melhor as pessoas com doenças de longa duração. No entanto, os estudos transversais têm a vantagem de serem relativamente fáceis e menos dispendiosos. Descrever um fenómeno de saúde e indicar a intensidade, ou seja, o número de casos na população, e calcular a prevalência. Isto dá uma ideia da situação e da intensidade com que o problema ocorre na população.

Vantagens: rápido, menos dispendioso, gera pressupostos ;

Desvantagem: é difícil saber se a causa precedeu a consequência (critério da sequência cronológica).

C. Estudos ecológicos (estudo correlacional)

São também conhecidos como estudos correlacionais. Os estudos ecológicos diferem de outros estudos epidemiológicos observacionais pelo facto de o seu método de análise envolver grupos e não indivíduos. Trata-se de estudos em que as unidades de análise são populações ou grupos inteiros e não indivíduos para descrever a relação entre uma exposição e uma doença específica, ou para descrever uma doença em relação a um fator de interesse, como a idade, a utilização de serviços de saúde, etc.

Por conseguinte, compara-se um grupo com outro. Um grupo é comparado com outro.

Em geral, as áreas geográficas (países, províncias, áreas de recenseamento, etc.) são utilizadas como unidades de análise e as diferenças na exposição e nos resultados de interesse entre essas áreas são comparadas. Por exemplo, a associação entre o rendimento médio e a mortalidade por cancro pode ser estudada por província no Canadá. Isto implica a descrição e a formulação de hipóteses com base nas correlações identificadas. Neste caso, as unidades de estudo são grupos, ao contrário de estudos anteriores em que as unidades eram indivíduos.

Por exemplo: a idade média de morte em relação ao rendimento médio dos habitantes da comuna de Lemba.

4.3 EPIDEMIOLOGIA ANALITICA

4.3.1 Definição

A epidemiologia analítica refere-se a estudos concebidos para examinar associações, na maioria das vezes relações causais presumidas ou hipotéticas. O objetivo de um estudo analítico é geralmente definir ou medir os efeitos dos factores de risco, ou pode centrar-se nos efeitos na saúde de exposições específicas.

4.3.2 Tipos de estudos analíticos

A epidemiologia analítica inclui estudos analíticos observacionais e estudos analíticos experimentais, que são os ensaios clínicos (ensaios preventivos e terapêuticos).

4.3.2.1 Estudos analíticos observacionais

Em epidemiologia, existem dois tipos de estudos observacionais analíticos: estudos de coorte e estudos de caso-controlo.

4.3.2.1.1 Estudos de coorte: estudos longitudinais, de acompanhamento e de incidência (estudos prospectivos)

Originalmente, a palavra coorte era utilizada para designar uma secção da população nascida durante um determinado período. Com o tempo, o significado da palavra alargou-se para abranger qualquer grupo de pessoas seguidas ou estudadas durante um determinado período. Por exemplo, podemos falar da coorte de mulheres que tiveram o seu primeiro filho em 2000, ou da coorte de estudantes de estudos de saúde que frequentaram o curso de epidemiologia em 2015.

Um estudo de coorte é concebido para seguir ao longo do tempo uma população dinâmica fechada (coorte fechada) de indivíduos que estão inicialmente livres do evento em estudo, sendo que os indivíduos que já estão doentes não são elegíveis.

+−Os indivíduos elegíveis são afectados aos diferentes grupos de exposição no início do estudo (E e E).

Esta população "de risco" é monitorizada durante um período de tempo definido ("acompanhamento"), durante ou no final do qual são identificados os eventos incidentes pretendidos (novos casos de doença ou morte). No final do acompanhamento, os indivíduos podem ser classificados em quatro categorias:

- Apresentações do incidente ;
- Apresentações que não incluíram o evento incidente ;
- Apresentações do incidente ;
- Pacientes não expostos que não sofreram o incidente.

Os estudos de coorte representam a forma mais rigorosa de estudos epidemiológicos não experimentais. São a única forma de avaliar a incidência de uma doença, de estabelecer uma relação de causa e efeito entre o fator de risco e a doença com o menor viés possível e de avaliar a latência e o risco relativo com a máxima precisão.

No entanto, a exatidão e a validade das informações fornecidas são obtidas à custa de um investimento frequentemente considerável de tempo e recursos, e os estudos de coorte, como todos os outros estudos epidemiológicos, estão sujeitos a deficiências específicas que podem afetar a sua validade.

Um estudo de coorte é geralmente prospetivo e, neste caso, útil para testar hipóteses causais.

No entanto, um estudo de coorte também pode ser retrospetivo, particularmente quando o acontecimento esperado é raro ou quando a sua ocorrência é precedida por um longo período de latência. Neste caso, é mais fácil iniciar o estudo quando a exposição e o resultado já tiverem ocorrido, por exemplo, utilizando as bases de dados disponíveis.

Vantagens e fraquezas dos estudos de coorte

- **Benefícios**

- Estabelecem a consequência temporal entre a exposição e o(s) efeito(s) observado(s) (hipótese de causalidade);
- Não estão sujeitos à maioria dos enviesamentos que afectam os estudos de caso-controlo:
  - ✓ Viés na medição retrospetiva dos factores de risco (viés de memória),
  - ✓ Viés de sobrevivência selectiva ;
- São particularmente adequados para o estudo de doenças comuns;

- Podem ser utilizados para calcular a incidência, o risco relativo e outras variáveis que avaliam o risco incorrido pela população exposta e não exposta;
- Apresentam a vantagem de serem adequados para medir o risco associado a determinados factores de exposição.

- **Pontos fracos e desvantagens**

- Requerem a inclusão de um grande número de sujeitos na fase inicial;
- Não são adequados para o estudo de doenças raras, para as quais o número de indivíduos inicialmente incluídos se tornaria proibitivo;
- São longas e muito dispendiosas:
- Por conseguinte, não se trata de estudos exploratórios: as hipóteses testadas devem ter adquirido previamente a sua base científica através de estudos mais ligeiros;
- Continuam a estar sujeitos à existência potencial de enviesamentos de seleção, erros de classificação ou enviesamentos associados a factores de confusão;
- Estão expostos à possível presença de factores relacionados com a perda de seguimento dos indivíduos incluídos;

Recomendações para a seleção de indivíduos para estudos de coorte

O que o grupo de controlo nos fornece num estudo de coorte é a frequência esperada da doença num grupo comparável, em todos os aspectos, ao grupo exposto ao fator de risco, exceto pelo facto de não estar exposto ao fator em estudo.

Num estudo de coorte, queremos ter a certeza de que os indivíduos não expostos provêm da mesma população que os indivíduos expostos. Os indivíduos não expostos devem ter o mesmo risco teórico de contrair a doença que os indivíduos expostos, caso estivessem em contacto com o fator de risco.

Eis as fontes potenciais de indivíduos expostos e não expostos

- População em geral
- Amostra da população em geral
- Grupos especiais (médicos, veteranos, etc.)
- Grupos profissionais com diferentes níveis de exposição.

Exemplos:

- Na população em geral, as certidões de nascimento são comparadas com as certidões de óbito de um determinado estado. Podemos então determinar as caraterísticas associadas ao aumento do risco de morte entre os bebés;
- Amostra da população em geral: é recolhida uma amostra de pessoas que vivem numa determinada cidade; são determinados os seus hábitos tabágicos, níveis de obesidade, níveis de colesterol, etc..... são seguidas durante vários anos para ver se desenvolvem doenças cardiovasculares (inquérito de Framingham);
- Grupos especiais: todos os veteranos do Vietname são considerados e a sua exposição ao Agente Laranja é determinada retrospetivamente. Em seguida, analisa-se a ocorrência de cancro do pulmão prematuro nos grupos "expostos" e "não expostos";
- Grupos profissionais: os mineiros de uma mina de urânio são selecionados e o seu nível de exposição a este produto é determinado. São monitorizados para verificar se desenvolvem cancro do pulmão (a exposição ao fator de risco varia em intensidade).

  Ou pegamos em mineiros de urânio e seguimo-los para ver se desenvolvem cancro do pulmão; comparamos as taxas de cancro do pulmão com as da população em geral (grupo não exposto).

4.3.2.1.2 Estudos de caso-controlo

(Temos em conta a doença, ou seja, procuramos a origem da doença porque a exposição já ocorreu).

Trata-se de um estudo observacional analítico em que os indivíduos são selecionados de acordo com a presença (casos) ou ausência (controlos) da doença em estudo. Um estudo caso-controlo é sempre retrospetivo, uma vez que procura no passado a possível causa de um efeito. Num estudo caso-controlo, o investigador seleciona dois grupos de indivíduos da mesma "população de origem" e tenta aumentar a sua comparabilidade através do controlo das caraterísticas principais.

Estudos de caso-controlo :

- Requer um curto período de tempo e um pequeno número de efectivos,
- São particularmente adequados para o estudo de acontecimentos raros,
- Isto torna bastante fácil a formulação de novas hipóteses etiológicas,
- Não colocar os sujeitos em risco.

Colocam dois grandes problemas:

- A exposição é definida após a ocorrência do evento,
- Os casos e os controlos provêm de duas populações que nunca são perfeitamente comparáveis, sendo possível a existência de enviesamentos (enviesamento de seleção, enviesamento de indicação).

Os estudos de caso-controlo são indicados nas seguintes circunstâncias:

1. doença rara numa população (taxa de prevalência $< 5\%$)

2. quando não se quer pôr em risco os objectos de estudo

3. a doença já está presente e pretende-se procurar factores de risco

Os estudos de caso-controlo podem ter as seguintes vantagens e desvantagens:

- **Vantagens**: os estudos de caso-controlo apresentam as seguintes vantagens:

- Pode ser concluído rapidamente. Estes estudos são frequentemente de curta duração. A doença já foi declarada e a investigação etiológica é geralmente retrospetiva. A duração do estudo é independente do período de incubação ou do período de latência.

- A estratégia de caso-controlo é particularmente interessante para as doenças raras,

- Um estudo caso-controlo envolve a recolha de um número suficiente de doentes para fazer uma comparação estatisticamente satisfatória da distribuição dos factores de risco entre doentes e indivíduos saudáveis. São necessários menos indivíduos porque o estudo se baseia em casos que já foram notificados.

- Num estudo de caso-controlo, podemos analisar um grande número de presumíveis factores de risco recolhidos na história dos indivíduos.

- Um estudo caso-controlo é, portanto, muito menos dispendioso em termos de agentes, tempo e pessoal.

- Um estudo de caso-controlo permite investigar até os efeitos nocivos de um medicamento ou produto, ao passo que haveria problemas éticos se o estudo fosse realizado prospectivamente. Neste caso, os sujeitos do estudo não são colocados em risco.

- ➢ **As desvantagens** dos estudos de caso-controlo são as seguintes

- Risco inerente de enviesamento na seleção dos controlos (frequentemente em hospitais)

- A informação desejada pode não estar disponível nos registos médicos ou quando se recorre à memória;

- Dificuldades (impossibilidade) de determinar a incidência e as taxas de ataque em indivíduos expostos e não expostos;

- A informação fornecida pelo caso em que o controlo é suscetível de ser enviesada. Estes estudos de caso-controlo são particularmente propensos a enviesamentos de seleção e de memória. Isto deve-se ao facto de o caso poder recordar melhor os factores do passado do que o controlo, especialmente no caso de doenças graves como a SIDA, a leucemia e o cancro.

- Dificuldades em definir com exatidão e precisão a exposição ;

A. Seleção de casos

Um dos primeiros elementos a ter em conta num estudo caso-controlo é a definição da doença ou do acontecimento em estudo. A definição da doença deve ser uma entidade homogénea, daí a necessidade de determinar critérios específicos e precisos para a doença (casos definidos, casos prováveis, casos possíveis). Os casos podem ser identificados através de um questionário de rastreio com uma pergunta específica sobre uma história de asma, por exemplo, diagnosticada por um médico (possível diagnóstico de asma). Também podem ser utilizados testes objectivos, como testes cutâneos de alergia ou testes de provocação brônquica com metacolina (diagnóstico provável). Por último, os casos podem ser definidos com base num exame clínico (diagnóstico definitivo de asma).

É igualmente necessário estabelecer critérios precisos de inclusão e exclusão de casos. Por exemplo, pode decidir-se trabalhar com casos de asma com idades compreendidas entre os 20 e os 45 anos (para excluir a doença pulmonar obstrutiva crónica (enfisema - bronquite crónica), pertencentes a um determinado grupo étnico (se se suspeitar que a doença está associada a um determinado grupo étnico), etc.

Os casos podem ser recrutados em hospitais (base hospitalar), clínicas privadas, registos de casos (cancro ou doença notificável) ou na população em geral. Os casos de base hospitalar são fáceis de recrutar e relativamente menos dispendiosos. No entanto, é difícil generalizar os resultados destes casos à população em geral se o hospital de recrutamento for um hospital terciário ou especializado. Os casos selecionados da população em geral são dispendiosos, mas os seus resultados são facilmente generalizados se todos os casos tiverem sido identificados. Se apenas uma pequena proporção de casos da população geral tiver sido identificada, será muito difícil dizer até que ponto estes casos são representativos de todos os casos possíveis.

B. Seleção das testemunhas

Esta é, sem dúvida, a fase mais difícil e mais criticada da conceção de um estudo caso-controlo.

Na escolha dos controlos, devem ser tidas em conta certas caraterísticas dos casos, bem como a sua origem, a possibilidade de obter informações com a mesma qualidade que as obtidas nos casos e o custo desta operação. Os controlos devem igualmente respeitar os mesmos critérios de inclusão e/ou exclusão que os casos.

Tal como os processos, as testemunhas podem ser hospitalares ou geográficas. As testemunhas podem igualmente ser os pais, os cônjuges ou os amigos dos casos. Os controlos hospitalares têm a vantagem de serem fáceis de recrutar, ou seja, a baixo custo e com pouco esforço. Com os controlos hospitalares, a taxa de recusa é baixa e os controlos estão conscientes, tal como os casos, da sua exposição anterior. Este facto reduz o risco de viés de memória. Os controlos hospitalares também têm vantagens porque, estando doentes, diferem da população em geral e têm caraterísticas associadas à hospitalização. As causas de hospitalização dos controlos hospitalizados devem ser variadas e sem relação conhecida com a exposição e a doença em estudo. As consequências destas desvantagens são que a incidência de cancro da bexiga é subestimada, uma vez que a frequência de tabagismo é elevada entre os controlos hospitalares.

Os controlos geográficos ou de base populacional provêm da mesma área de captação. São geralmente de melhor qualidade do que os controlos hospitalares. São recrutados através de visitas porta-a-porta na região selecionada, através de chamadas telefónicas (os números são escolhidos aleatoriamente), ou utilizando listas de recenseamento ou cadernos eleitorais. As dificuldades de recrutamento dos controlos geográficos prendem-se principalmente com a obtenção das listas e o contacto com os indivíduos. Além disso, as pessoas com boa saúde mostraram pouco interesse em participar no estudo. Por último, a qualidade das informações fornecidas pelos controlos saudáveis é por vezes questionável. Devemos sempre interrogar-nos se os indivíduos que aceitam participar são diferentes da população em geral no que diz respeito aos factores de risco estudados.

Podem ser testemunhas os cônjuges, os familiares, os vizinhos diretos ou as pessoas que vivem na mesma circunscrição eleitoral que os casos. Têm a vantagem de serem participantes voluntários, de terem menos preconceitos de memória e de facilitarem o cumprimento dos requisitos do estudo relativamente a factores como o ambiente, o estatuto socioeconómico, o grupo étnico, etc. No entanto, estes controlos têm a enorme desvantagem de serem mais propensos a partilhar certas exposições (como a dieta, o consumo de água contaminada, etc.) com os casos.

Os controlos podem ser selecionados de forma aleatória ou sistemática (a partir de uma lista em que, por exemplo, todos os oitavos indivíduos são escolhidos) e de acordo com uma restrição temporal (por exemplo, o controlo é escolhido no mês seguinte ao recrutamento do caso).

Quadro 8: Comparação entre estudos de coorte, estudos de caso-controlo e estudos transversais (Olivier Degomme 2010)

Tipos de estudo	Benefícios	Desvantagens
Estudo transversal	Baixo custo Rápido	Sem noção de tempo Não há ideia de causalidade
Estudo de caso-controlo	Baixo custo Rápido	Sem impacto Viés de memória/seleção

	Tamanho moderado da amostra	Não RR
Estudo de coorte	Pouca memória/preconceito de seleção	Custo elevado Longo período de latência Questões éticas

C) Fontes potenciais de casos e testemunhas

Casos de controlo

- Comunidade Comunidade
- Clínica Clínica
- Hospital Hospital
- Registo de vizinhança

Amigos

Membros da família Outros grupos de referência disponíveis fora do inquérito

Exemplos:

- Inquérito sobre a epidemia de varíola dos macacos

  Caso: Comunidade; Testemunhas: familiares

Infeção estreptocócica adquirida no hospital

Casos: hospital; controlos: mesmo hospital

- Síndrome do choque tóxico

Casos: hospital; testemunhas: amigos

- Cancro do ovário

Processo: Registo; Testemunha: Comunidade

- Angiossarcoma do fígado

Processo: registo; testemunha: vizinhança

4.3.2.2 Estudos de intervenção analítica

4.3.2.2.1 Estudos experimentais

A. Caraterísticas de um estudo experimental

Os estudos experimentais são ensaios clínicos.

Um estudo experimental tem três caraterísticas

- Existem 2 grupos;
- O investigador organiza a exposição ao fator em estudo (manipulação do fator);
- O investigador organiza a atribuição aleatória da exposição ao fator em estudo aos sujeitos, que são depois divididos em dois grupos: o grupo experimental e o grupo de controlo. Este procedimento é designado por "**aleatorização**".

Exemplo

- Teste laboratorial para avaliar a resposta dos indivíduos a uma situação, um estímulo, imposto pelo protocolo de investigação;
- Comparação de um tratamento e de um placebo, comparação de dois tratamentos ;
- Exposição dos sujeitos a uma intervenção preventiva, que procura reduzir o risco (flúor e prevenção de cáries dentárias, iodo e prevenção de doenças por deficiência de iodo, avaliação da eficácia de uma nova vacina, avaliação da eficácia de um procedimento de diagnóstico, etc.).

Os ensaios clínicos são a forma mais comum de ensaio. Em termos gerais, um ensaio controlado aleatório (RCT) é concebido para testar métodos novos ou existentes de tratamento ou intervenção para doenças específicas em pessoas que sofrem dessas doenças. Por conceção, os ensaios clínicos avaliam a eficácia de um tratamento em comparação com outro (controlando os factores que podem afetar a associação entre o tratamento e o efeito esperado). Os ensaios clínicos dividem-se em ensaios terapêuticos e ensaios de prevenção.

Os ensaios terapêuticos são realizados em grupos de doentes que sofrem de uma determinada doença, com o objetivo de determinar a eficácia de um tratamento para tornar os sintomas mais visíveis, evitar uma recaída e reduzir a taxa de mortalidade. Os ensaios de prevenção são efectuados em populações de indivíduos saudáveis com risco normal ou elevado de desenvolver uma doença. Em ambos os casos, o princípio é manter constantes, na medida do possível, todos os factores exceto o tratamento ou a intervenção.

Os ensaios clínicos podem colocar problemas éticos (se o conhecimento do novo tratamento não estiver demasiado avançado e se não houver dados suficientes sobre os potenciais efeitos benéficos do tratamento), de viabilidade e de custo. Os problemas éticos também podem surgir se o conhecimento dos efeitos benéficos for suficientemente avançado. Nesse caso, torna-se pouco ético privar os doentes do grupo de controlo dessa intervenção.

Durante os ensaios, a não adesão pode ocorrer devido a efeitos secundários (por exemplo, aumento de peso, náuseas ou tonturas, etc.), a um aumento da gravidade da doença ou à incapacidade de tomar o tratamento.

CAPÍTULO 5: MEDIÇÃO DA FREQUÊNCIA DA DOENÇA

Em epidemiologia, as duas medidas fundamentais de frequência são a prevalência e a incidência. Estes conceitos podem ser abordados tendo em conta a história natural da doença.

Consideremos uma determinada população. Num dado momento, cada indivíduo é caracterizado por um determinado estado de saúde, que teoricamente lhe permite situar-se numa das "caixas" utilizadas para representar esse estado (por exemplo, "não infetado", "infetado mas não doente", "doente contagioso", etc.).

5.1 PREVALENCIA

A prevalência é uma medida da frequência desta condição num determinado momento. É uma medida da presença da doença ou, mais geralmente, da presença de qualquer caraterística na população. É o número de pessoas afectadas por um problema de saúde durante um determinado período. Esta medida é chamada transversal porque fornece informações sobre a situação no momento da medição. Neste caso, já está doente.

Nesta população, durante qualquer intervalo de tempo, um número variável de indivíduos passa de um estado para outro (por exemplo, um indivíduo suscetível é infetado, um indivíduo infetado fica doente, etc.).

A prevalência é uma proporção, embora a expressão "taxa de prevalência" seja frequentemente utilizada de forma incorrecta.

O termo "prevalência" refere-se a uma proporção que varia de 0 a 1 e não tem unidades. No entanto, a prevalência é geralmente expressa multiplicando a proporção observada por uma unidade de tamanho (100, 1000, 100.000, etc., consoante o caso). Esta forma de proceder evita ter de lidar com decimais e torna o valor do rácio calculado mais concreto.

Marmite de prevalência

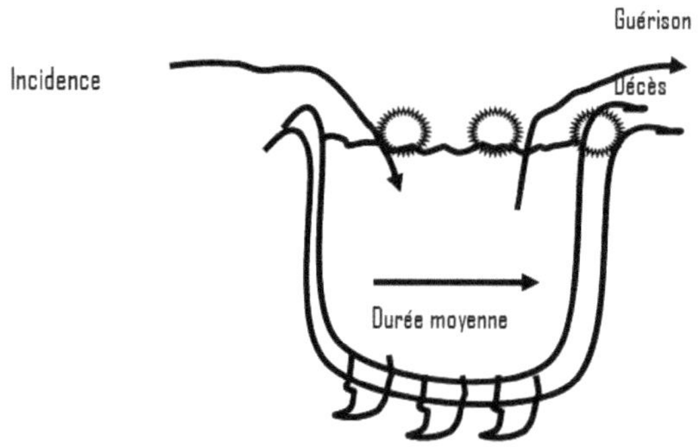

O numerador desta proporção inclui todos os indivíduos que têm a caraterística em estudo no momento da medição. A definição do numerador requer a utilização de critérios precisos e uniformes para definir os casos e um controlo rigoroso para evitar erros de observação. O denominador inclui todos os indivíduos que constituem a população em estudo, ou seja, os doentes e os não doentes. Tal como para o numerador, a definição do denominador exige uma contagem exacta da população em estudo.

Existe uma relaçªo entre a preval¼ncia e a incid¼ncia: Preval¼ncia = Incid¼ncia × Duraçªo

- *Muitos casos novos (Incidência ↑) →curta duração da doença: prevalência ↓*
- *Doença crónica: →duração da doença prolongada: prevalência ↑*

5.1.1 Função de prevalência

A prevalência tem duas funções principais: epidemiológica e operacional. Na sua função epidemiológica, a prevalência é utilizada para medir a dimensão dos problemas de saúde num determinado momento (o número de pessoas afectadas pelo problema de saúde) e para comparar frequências de doenças em diferentes grupos, em função do local ou do tempo. No seu aspeto operacional, a prevalência é principalmente utilizada no planeamento da saúde, uma vez que é um bom estimador das necessidades e dos serviços de saúde.

5.1.2 Tipos de prevalência

Existem dois tipos de prevalência: a prevalência instantânea (PI) e a prevalência de período (PP).

5.1.2.1 Prevalência instantânea (IP).

A prevalência instantânea é o número de pessoas que sofrem de uma doença ou apresentam um atributo num determinado momento, dividido pela população total nesse momento.

$$PI = \frac{\text{Tous les cas actuels d'une maladie à un moment donné}}{\text{Total de la population étudiée à ce moment}}$$

Exemplo: em 18/05/2018, 20.0000 estudantes no sítio da universidade, o inquérito identifica 250 estudantes com malária às 12h30.

$$\text{P.I} = \frac{250}{20.000} = 13\ pour\ milles$$

Esta prevalência pode alterar-se nas horas seguintes.

5.1.2.2 Prevalência do período (PP).

A prevalência periódica é um conceito híbrido que combina as noções de prevalência e incidência. O numerador é igual à soma dos casos prevalentes no momento 0 e dos novos casos incidentes durante o período compreendido entre o momento 0 e o momento 1. É igual ao número de pessoas que foram afectadas por uma doença ou que exibiram um atributo em qualquer momento durante um período de observação específico dividido pela dimensão da população no início do referido período de observação.

$$PP = \frac{\text{Tout les cas d'unemaladie au cours d'unepériode précise}}{\text{Total de la population au début de ladite période}}$$

O numerador é igual à soma dos casos prevalentes no momento 0 e dos novos casos incidentes durante o período entre o momento 0 e o momento 1. O denominador é igual à população no tempo 0, se essa população for estável, ou ao número de indivíduos observados durante o período, se a população for instável.

Exemplo: em 1 de janeiro 10.000 pessoas e em 31 de dezembro 12.000 pessoas, um período de 12 meses. Durante este período, registaram-se 150 casos de doença.

$$P.P = \frac{150}{10.000} = 15 pour\ milles$$

5.2 O IMPACTO

A incidência é uma medida da frequência do evento "ficar doente" durante um determinado período de tempo. A incidência mede o número de novos casos de doença ou de um determinado acontecimento na população em risco durante um período de tempo conhecido. É uma medida de novos casos de doença.

5.2.1 Tipos de impacto

Existem dois tipos de medidas de incidência: incidência cumulativa e taxa de incidência.

5.2.1.1 Incidência cumulativa (IC) ou proporção de incidência (para uma coorte fechada).

A incidência cumulativa mede o número de pessoas que adoecem (ou sofrem um evento de saúde) durante o período de observação numa população de risco. O cálculo da incidência cumulativa pressupõe duas condições: todos os indivíduos em risco estão livres da doença estudada no início do período de seguimento (caso contrário, a medição reverte para o cálculo da prevalência do período) e todos os indivíduos em risco no início do período de seguimento são efetivamente seguidos até ao fim, ou seja, as desistências observadas durante o período de seguimento foram causadas pela doença ou acontecimento estudado. Se esta condição não for cumprida, existe o risco de subestimar a incidência cumulativa, uma vez que os casos incidentes não serão registados. É a probabilidade de ficar doente quando exposto. Trata-se de uma probabilidade condicional (A→B : exposto → doente)

A incidência cumulativa é calculada dividindo o "número de novos casos de uma doença durante um determinado período de tempo pela população total em risco".

$$IC = \frac{\text{Nombre nouveaux cas d'une maladie au cours d'unepériode de temps donnée}}{\text{population totale soumise au risque}}$$

População em risco: é a população no início do período, ou seja, quando a coorte estava a ser criada.

A incidência cumulativa é expressa sem qualquer unidade específica, em por 100, por 1.000, etc. No entanto, a incidência cumulativa é impossível de interpretar sem informações exactas sobre a duração do período de observação. Uma incidência cumulativa de morte igual a 3% pode ser considerada pequena se o período de observação for de 20 anos, ao passo que será considerada significativa se o período de observação for de 20 anos.

A incidência cumulativa é uma estimativa da probabilidade ou do risco de um indivíduo desenvolver uma doença durante um determinado período de tempo. A incidência cumulativa mede a probabilidade condicional de ocorrência de um acontecimento. Uma probabilidade condicional mede a probabilidade de um acontecimento ocorrer quando outro já se verificou.

A incidência cumulativa é um indicador com uma função epidemiológica. Como é uma medida direta do risco individual durante um período de observação de duração conhecida, é útil para determinar o prognóstico. Presta-se particularmente bem à análise de "sobrevivência", ou seja, ao cálculo das probabilidades de "ocorrência" ou "não ocorrência" de qualquer acontecimento dicotómico: morte e sobrevivência, doença e não-doença, cura e não-cura, etc.

A incidência cumulativa tem também uma função operacional. Pode ser utilizada para comparar a eficácia dos procedimentos ou programas implementados para controlar o acontecimento em estudo. Se essa eficácia for real, o risco de ocorrência de incidentes diminui.

5.2.2.2 Taxa de incidência (RI): (para uma coorte aberta).

A taxa de incidência mede a velocidade de propagação de uma doença numa população de risco. É dada para a população aberta, na qual são observadas as entradas (nascimentos e imigração) e as saídas (mortes e emigração). A taxa de incidência é igual ao número de pessoas que se tornam novos casos da doença dividido pelo número de pessoas em risco no tempo.

$$\text{TI} = \frac{\text{Nombre de nouveaux cas}}{\text{personnes– temps à risque}}$$

Pessoa-tempo em risco: é o tempo passado por cada indivíduo da coorte. Fala-se de pessoa-semana, pessoa-mês, pessoa-ano.

[er]Exemplo 1: um indivíduo em risco de doença, em observação desde 1 de julho, permaneceu em risco até 31 de dezembro do mesmo ano, tendo acumulado seis meses ou 184 dias de risco. Esta pessoa conta como 184 dias-pessoa em risco.

Figura 4.1 Exemplo de cálculo da taxa de incidência (IR)

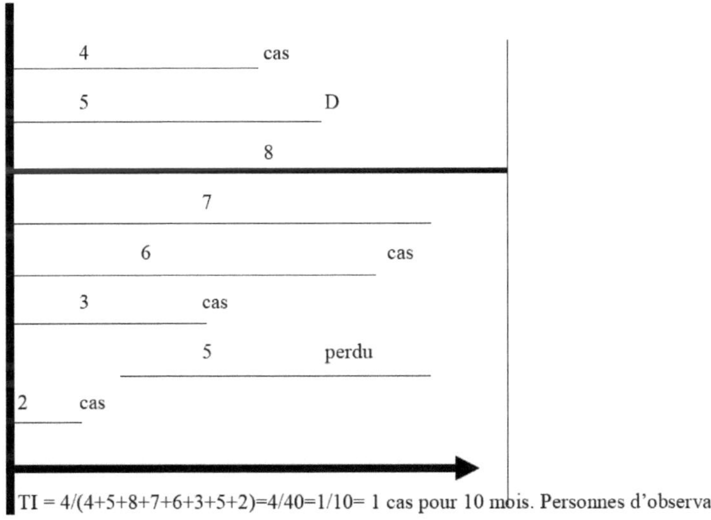

O numerador é o mesmo que o utilizado para calcular a incidência cumulativa. É o número de pessoas que passam de não ser um caso para ser um caso ou, mais precisamente, de não ter experimentado o acontecimento esperado para o ter experimentado. O denominador da taxa de incidência é expresso em unidades complexas: pessoa-tempo (PT) em risco. Este conceito mede simultaneamente o número de pessoas expostas e, para cada uma delas, o tempo durante o qual estão expostas durante o período de observação.

Exemplo:

[er]Um indivíduo em risco de doença, em observação desde 1 de janeiro e que permaneça em risco até 31 de dezembro do mesmo ano, acumulou doze meses ou 365 dias de risco. É contabilizado no denominador como 365 pessoas-dias. [erer]Um outro indivíduo, também em observação desde 1 de julho, adoeceu a 1 de outubro e, como é óbvio, uma vez doente, deixa de estar em risco (a não ser que se trate de um acontecimento menor e de duração negligenciável, como uma constipação ou um ferimento superficial). Assim, o período de exposição ao risco deste indivíduo termina com o aparecimento da doença e dura exatamente 3 meses ou 92 dias. Este doente é incluído no denominador para 92 pessoas-dias.

O cálculo exato da pessoa-tempo é feito somando as durações exactas da exposição ao risco para cada uma das pessoas observadas.

$$PT = \sum (ni + dti)$$

Dado que a contribuição de cada sujeito para a observação é muitas vezes difícil de especificar, pode ser efectuado um cálculo aproximado do tempo-pessoa multiplicando a metade do tempo das populações no início e no fim do período de observação.

PT = [(No + Nt) /2] * dt

O cálculo exato da pessoa-tempo é feito somando as durações exactas da exposição ao risco para cada uma das pessoas observadas.

Um exemplo de um exercício:

Durante um período de dez anos, foram registados 350 casos de lesões relacionadas com o trabalho numa fábrica. O número de trabalhadores da fábrica era de 320 no início do período de registo de lesões e de 480 no final.

Que medida de frequência pode ser calculada aqui? Efectue o cálculo.

Solução:

A população era aberta (320 pessoas no início do estudo e 480 no final), pelo que foi necessário **calcular a taxa de incidência.**

a) Primeiro, calculamos a população média: (480 + 320) /2 = 800/2 = 400 pessoas.
b) Calculamos o número total de pessoas-ano: 400 pessoas * 10 = 4000 pessoas-ano;
c) A taxa de incidência é calculada como 350 (N.º de novos casos)/4000 = 0,09 casos/pessoa/ano. (As lesões relacionadas com o trabalho ocorrem a uma taxa de 0,09 casos por pessoa-ano durante os 10 anos do estudo).

A taxa de incidência tem uma **função epidemiológica.** Não é um estimador direto do risco individual, porque cada período de acompanhamento individual é apenas uma fração do tempo total de exposição ao risco para um determinado indivíduo. Em vez disso, a taxa de incidência fornece informações sobre o risco a curto prazo para um intervalo de tempo que tende para zero, por outras palavras, informações sobre a transmissão e a dinâmica da doença. Esta informação pode ser utilizada para caraterizar um grupo de pessoas e é particularmente útil na investigação etiológica.

A taxa de incidência tem a mesma **função operacional** que a incidência cumulativa. Permite comparar a eficácia de certos procedimentos ou programas aplicados para controlar o acontecimento em estudo.

5.3 MEDIDAS DE MORTALIDADE

Uma vez que a morte é um acontecimento individual irreversível, todas as medidas de mortalidade são variantes das medidas de incidência. A sua importância, no entanto, justifica uma análise mais pormenorizada.

As principais medidas de mortalidade são dos mesmos dois tipos que as medidas de incidência: medidas de letalidade e medidas de taxa de mortalidade. A estas duas medidas de mortalidade junta-se um conjunto de índices utilizados para monitorizar os problemas da maternidade e da primeira infância.

5.3.1 Letalidade

A letalidade é uma forma especial de incidência cumulativa que mede o número de pessoas que morrem de uma doença na população de pessoas que adoecem. A letalidade pode ser calculada para todas as causas combinadas ou especificamente (letalidade por causa). A letalidade mede a probabilidade condicional de morrer quando se fica doente:

Letalidade = Pro (mortes/M+) ou

$$= \frac{\text{Nombre de décès attribuables à une maladie donnée durant une période}}{\text{Nombre de personnes souffrant de cette maladie durant la même période}}$$

A letalidade é uma proporção, mas o uso comum autoriza a utilização do termo "taxa de letalidade".

A letalidade é um indicador utilizado para determinar o risco individual de morte e para efetuar análises de sobrevivência. Este indicador pode ser utilizado para formular um prognóstico, o que é particularmente útil quando se comparam dois tratamentos diferentes com o objetivo de prolongar a sobrevivência.

5.3.2 Taxa de mortalidade

A taxa bruta de mortalidade tem em conta todos os óbitos ocorridos na população, sem distinção entre grupos de indivíduos. Como tal, não é uma medida muito útil porque é fortemente influenciada pela estrutura etária da população.

$$\text{Mortalidade global } x = \frac{\text{Nombre de décès total pendant une période}}{\text{Population étudiée pendant la période}}$$

A **taxa de mortalidade específica** tem em conta as diferenças entre grupos de indivíduos. Uma taxa específica pode ser calculada por doença, por idade, por sexo, por outra caraterística considerada importante, ou por qualquer combinação destes factores. São as taxas específicas que permitem efetuar comparações.

Mortalidade específica

$$\text{Para uma determinada causa} = \frac{\text{Nombre de décès dus à cette cause pendant une période}}{\text{Population étudiée pendant la période}}$$

Mortalidade específica para um determinado grupo etário

=

$$\frac{\text{Nombre de décès dans cette classe d'âgependant une période}}{\text{Population totala étudiée pendant la période}}$$

A **taxa de mortalidade proporcional** representa a proporção de mortes devidas a uma determinada causa em relação ao total de mortes observadas durante um determinado período.

Mortalidade proporcional

Ligado a uma determinada causa =

$$\frac{\text{Nombre de décès dus à cette cause pendant une période}}{\text{Totalité de décès pendant la période}}$$

Idade e mortalidade

A idade tem uma grande influência na mortalidade. Antes de comparar a mortalidade de dois grupos, é necessário ter em conta a composição da população dos dois grupos. èmeIsto é importante porque o grupo onde predominam os jovens pode ter uma taxa de mortalidade global mais baixa do que o grupo onde predominam os idosos. èmeA idade pode assim constituir um fator comummente designado em epidemiologia como fator de confusão. É por isso que é essencial ajustar as taxas de acordo com a composição da população.

Mortalidade específica por idade e normalização

É frequentemente recomendado calcular a taxa de mortalidade para cada grupo etário, a fim de permitir o ajustamento. O ajustamento da taxa de mortalidade específica por idade é calculado da seguinte forma

Mortalidade específica por idade x proporção da população por grupo etário

Exemplo: suponhamos que queremos comparar as taxas de mortalidade de duas comunidades, a comunidade A e a comunidade B.

A população da comunidade A é composta por 50% de jovens e 50% de idosos. As taxas de mortalidade específicas são de 4/1000 e 16/1000, respetivamente. A população da comunidade B é constituída por 67% de jovens e 33% de idosos, com taxas de mortalidade específicas de 5/1000 e 20/1000, respetivamente. Assim, a taxa de mortalidade geral na comunidade A será (4 x 0,5) + (16 x0,5) = 10/1000 e na comunidade B (5 x 0,67) + (20 x 0,33) = 10/1000.

A análise destas taxas dá-nos a impressão de que as duas comunidades têm taxas de mortalidade geral semelhantes. Esta impressão é errónea, como veremos quando tivermos em conta o fator idade.

Ajustando as taxas de mortalidade para as 2 comunidades, obtemos as duas taxas seguintes:

N.B.: ajustaremos a taxa de mortalidade utilizando a comunidade B como referência, pelo que multiplicaremos as taxas de mortalidade específicas das 2 comunidades a e B pelas fracções da composição da população da comunidade B.

A: (4) (0,67) + (16) (0,33) = 8,9 por 1000

B: (5) (0,67) + (20) (0,33) = 10 por 1000

Assim, após o ajustamento, as duas comunidades apresentam taxas de mortalidade diferentes. Assim, eliminámos o efeito da composição etária, o que nos permite fazer comparações válidas.

Quadro 9**: Exercício**: temos os seguintes dados sobre o paludismo para duas regiões durante um ano.

	Região 1	Região 2
População	125 254	15987
Novos casos de malária	4569	1749
Número total de mortes	2453	556
Número de mortes devidas à malária. Para os homens	650	520
Total de casos de paludismo	4800	4750
Número de mortes devidas à malária.	569	217

Calcular para cada ano e para cada região :

1) Incidência de paludismo por 1000 habitantes = $\frac{4569}{125\ 254} \text{x}\ 1000 = 36$

2) Prevalência da malária por 1000 habitantes = $\frac{4800}{125\ 254}\ \text{x}\ 1000 = 38$

3) Mortalidade bruta por 1000 habitantes $= \frac{2453}{125254} \times 1000 = 19{,}5$

4) Mortalidade específica por 1000 habitantes $= \frac{650}{125\ 254} \times 1000 = 5$
   Para homens

5) Taxa de mortalidade proporcional devida à malária por 1000 habitantes
   $= \frac{569}{2453} \times 1000 = 232$

6) Taxa de mortalidade por paludismo por 1.000 habitantes

$$= \frac{569}{4800} \times 1000 = 118 \sim 119$$

CAPÍTULO 6: MEDIDAS DE ASSOCIAÇÃO EM EPIDEMIOLOGIA

INTRODUÇÃO

As medidas de associação são úteis quando se pretende avaliar a força da relação entre duas ou mais variáveis (exposição e problemas de saúde estudados). As medidas de associação mais frequentemente utilizadas, específicas da epidemiologia, são o risco relativo (RR), o risco atribuível (RA) e o rácio de probabilidade (OR) que, em determinadas circunstâncias, é uma aproximação do risco relativo. O RA é também designado por medida de impacto porque visa quantificar o efeito de um determinado fator na frequência da doença. Se o efeito for negativo, mede-se a fração etiológica do risco; se o efeito for positivo, mede-se a fração evitável.

O risco relativo (RR) e o risco atribuível (AR) são as duas medidas de associação entre um fator de exposição (E) e um resultado que são frequentemente calculadas em epidemiologia.

Risco relativo (RR) ou (rácio de risco ou rácio de risco): é o rácio entre a incidência (risco) na população exposta e a incidência (risco) na população não exposta.

Risco atribuível (diferença de riscos): é a diferença entre o risco (incidência) na população exposta e o risco (incidência) na população não exposta. É a proporção do risco efetivamente atribuível à exposição em questão.

Para facilitar o cálculo das medidas de associação, os investigadores apresentam frequentemente os dados epidemiológicos numa tabela dois a dois, também conhecida como tabela de contingência. Esta tabela contém quatro células (a, b, c e d). Cada uma destas células representa o número de indivíduos correspondente a uma combinação de exposição e estado de doença.

- a = E+ D+, indivíduos expostos que adoeceram ;
- b = E+ D-, as pessoas expostas permanecem ilesas ;
- c = E- D+, indivíduos não expostos que ficaram doentes ;
- d = E- D-, os indivíduos não expostos permaneceram ilesos.

Os vários totais para estas células são (em número de indivíduos, no caso da incidência cumulativa, e em tempo-pessoas em risco, no caso dos totais de incidência) :

- (a+b) = total de pessoas expostas ;
- (c+d) = total não exposto ;
- (a+c) = o número total de casos incidentes ou de pessoas com a doença ;
- (b+d) = o número total de indivíduos que permaneceram livres da doença em estudo ;
- (a+b+c+d) = o número total de sujeitos ou de pessoas-tempo no estudo.

Quadro 10: Apresentação de um quadro dois a dois

Exposição	**Doença**		
	Sim	Não	Total
Sim	A	B	a+b
Não	C	D	c+d
Total	a+c	b+d	a+b+c+d

Para ilustrar a construção de uma tabela dois a dois, a tabela seguinte utiliza dados (fictícios) de um estudo de coorte sobre a associação entre a depressão e o desenvolvimento posterior de demência em jovens adultos. Após o acompanhamento de 15.200 pacientes com idades compreendidas entre os 18 e os 20 anos, este estudo revelou 630 casos de depressão, 23 dos quais desenvolveram posteriormente demência. O estudo revelou igualmente 79 casos de demência nos 14.570 pacientes que nunca tinham tido depressão. Com base nestes dados, seria possível construir o quadro seguinte:

Quadro 11: Apresentação dos dados de um estudo de coorte sobre a associação entre a depressão e o desenvolvimento posterior de demência em jovens adultos

Depressão	Demência		**Total**
	Sim	Não	
Sim	23	607	630
Não	79	14491	14570
Total	102	15098	15200

6.1 RISCO RELATIVO

O risco relativo (RR) é o rácio entre a incidência da doença em indivíduos expostos e a incidência em indivíduos não expostos. Responde à pergunta: quantas vezes mais probabilidades têm os indivíduos expostos de contrair a doença do que os não expostos?

- *Incidência (risco) entre os expostos = Re+ = a/(a+b)*
- *Incidência (risco) entre os não expostos = Re- = c/(c+d)*

RR = (a/a+b)/(c/c+d)

Por exemplo, no estudo da associação entre a depressão e o desenvolvimento posterior de demência em adultos jovens, o RR é calculado da seguinte forma:

RR = (23/630) / (79/14570)

= 0,036/0,005

= 7,20

Se o RR = 1: o numerador é igual ao denominador, e a incidência da doença no grupo exposto é igual à incidência da doença no grupo não exposto. Neste caso, os riscos são os mesmos em ambos os grupos.

Se o RR>1: indica uma associação positiva entre o fator de risco e a doença (o numerador é maior do que o denominador), o que significa que existe um risco mais elevado nos indivíduos expostos do que nos indivíduos não expostos ao fator de risco em causa.

O RR calculado acima indica um risco 7 vezes maior nos jovens adultos que sofreram depressão do que naqueles que nunca sofreram depressão.

Se o RR < 1: existe uma associação negativa entre o fator de risco e a doença (o numerador é inferior ao denominador) e, por conseguinte, um risco reduzido nos indivíduos expostos em comparação com os indivíduos não expostos. Neste caso, a exposição pode ter um efeito protetor contra a doença.

6.2 RISCO ATRIBUIVEL (RA):

(Diferença no risco): é a diferença entre o risco (incidência) na população exposta e o risco (incidência) na população não exposta. É a proporção do risco efetivamente atribuível à exposição em questão.

O RA dá a dimensão do problema de saúde pública colocado por um fator de risco e fornece uma estimativa do ganho de saúde pública esperado se esse fator de risco for eliminado. A RA pode, por conseguinte, ser uma medida útil do impacto de uma determinada exposição na saúde pública.

RA = (a/a+b) — (c/c+d)

Voltando ao nosso exemplo do estudo da associação entre a depressão e o desenvolvimento posterior de demência em adultos jovens, o RA pode ser calculado da seguinte forma:

RA = (23/630) - (79/14570)

= 0,036 - 0,005)

= 0,031

O número de casos de demência atribuíveis à depressão é de 31 por 1.000 habitantes.

Por conseguinte, o AR pressupõe a existência de uma relação causal entre a exposição e a doença. O AR é igual a 0 se não existir uma associação entre a exposição e o problema de saúde. Se existir uma associação causal entre a exposição e o problema de saúde, o AR é superior a 0.

Para estimar a proporção de casos de doença atribuíveis à exposição em indivíduos expostos, ou a proporção que poderia ser evitada através da eliminação da exposição, o RA é frequentemente expresso em percentagem (RA%). A percentagem de risco atribuível, ou percentagem atribuível, ou fração ecológica, é calculada multiplicando por 100 o resultado do rácio entre o risco atribuível e a incidência da doença nos indivíduos expostos.

RA % = (RA/Ie) * 100

Com o nosso exemplo sobre o estudo da associação entre depressão e demência, teremos :

RA% = 0,031/(23/630)* 100

= 0,8491 * 100

= 84,91%

De facto, quase 85% dos casos de demência nesta coorte são atribuíveis à depressão. Ao prevenir a depressão nesta coorte, 85% dos casos de demência poderiam ser evitados.

Quadro 12: Tipos de estudos, medidas de frequência e medidas de associação

Tipos de estudo	Medições de frequência	Medidas de associação
Estudo transversal (estudo transversal)	Prevalência da exposição Prevalência em indivíduos não expostos	Rácio de prevalência (RP) = Risco Relativo (RR)
Estudo de caso-controlo (estudo de caso-controlo)	% de exposição em casos % de exposição nos controlos	Rádio Odds (OR) =Risco Relativo (RR) (baixa prevalência)
Estudo de coorte (estudo de coorte)	Incidência da exposição Incidência em indivíduos não expostos	Risco relativo (RR)

CAPÍTULO 7. INVESTIGAÇÃO DE EPIDEMIAS E VIGILÂNCIA EPIDEMIOLÓGICA

7.1 INVESTIGAÇÃO DE EPIDEMIAS

Trata-se de métodos epidemiológicos para o controlo, a erradicação e a vigilância das epidemias.

A evolução no tempo e no espaço de uma doença numa determinada comunidade é função de um equilíbrio delicado entre uma multiplicidade de factores que facilitam ou impedem a sua propagação. Estes factores incluem variações na composição da população com base nas diferentes caraterísticas dos indivíduos, variações nas condições ambientais e alterações nas propriedades do agente patogénico.

O controlo epidemiológico de cada processo contagioso é realizado de várias formas, sendo as principais: o controlo, a erradicação e a vigilância epidemiológica.

7.1.1 Condições para o desenvolvimento de uma epidemia

As epidemias não acontecem por acaso: estão ligadas a um contexto ecológico, caracterizado por um desequilíbrio, num dado momento, entre o agente da doença e o hospedeiro, na presença de um modo de transmissão adequado;

Os factores necessários para o desenvolvimento e a persistência de uma epidemia são :

- A presença de um agente patogénico em quantidade suficiente (reservatório);
- Um número suficiente de pessoas que sejam simultaneamente receptivas e expostas a este agente ;

- A existência de um modo de transmissão adequado entre este agente e indivíduos receptivos, tornando possível a contaminação. O ambiente deve ser propício a este modo de transmissão.

7.1.2 Modo de transmissão do agente causal

1. Principais modos de transmissão do agente causal

Existem dois modos principais de transmissão do agente causador:

a) **Transmissão de pessoa a pessoa :**

- Ou diretamente, como no caso da transmissão inter-humana da tuberculose por via aérea: esta ocorre por inalação de gotículas de secreções brônquicas emitidas pelo doente com tuberculose quando tosse;
- Ou através de um intermediário (vetor), como as mãos, ou de equipamento contaminado (por exemplo, a transmissão do VIH entre toxicodependentes através de agulhas contaminadas), ou de um inseto (a malária é transmitida de doente para doente por mosquitos que aspiram e depois reinjectam sangue contaminado com o parasita da malária).

b) Transmissão a partir de um reservatório comum

Por exemplo: consumo de alimentos ou água contaminados, responsável por gastroenterite.

O controlo de uma epidemia exige uma compreensão dos factores ligados ao microrganismo, ao hospedeiro e ao ambiente que permitiram um nível de transmissão suficiente para causar a epidemia.

2. a importância de saber como o agente causal é transmitido

O conhecimento do modo de transmissão do agente causal é necessário, porque a interrupção da epidemia exige a quebra desta cadeia em pelo menos um ponto:

. *Ou eliminar o reservatório do agente patogénico :*

- Destruição de géneros alimentícios contaminados por bactérias;
- Desinfeção da água potável ;
- Saneamento ambiental e higiene no caso de doenças de origem hídrica ou alimentar;
- Suspensão da escola por doenças infantis contagiosas ;
- Tratamento de doentes infectados susceptíveis de constituir um reservatório de novos casos, etc.

. *Ou reduzir a suscetibilidade do hospedeiro :*

- Tratamento profilático,
- Vacinação,
- Imunoterapia com gamaglobulina para o sarampo, a rubéola, a meningite meningocócica, etc.

. *Ou bloquear o processo de transmissão, por exemplo :*

- Cumprimento das medidas básicas de higiene (lavagem das mãos),
- Respeito pela cadeia de frio,
- Isolamento dos casos,
- Controlo dos mosquitos, etc.

Estas diferentes possibilidades não se excluem mutuamente.

7.1.3 Investigação de uma epidemia

Para investigar uma epidemia, siga estes passos:

1°) Estabelecer a existência da epidemia e definir a doença, tomar as primeiras medidas práticas

- Definição do caso
- Vários casos semelhantes
- Confirmação laboratorial
- Aplicar medidas iniciais para controlar a transmissão e gerir os casos

2°) Confirmação da epidemia

- Identificação de todos os casos
- Aumento do número de casos em relação à situação habitual
- Número elevado de casos observados em comparação com o número esperado

3°) Caracterização dos casos

- Representar a distribuição dos casos espacialmente (mapeamento) e temporalmente
- Por isso, precisamos de encontrar respostas para as seguintes questões: Onde? Quando? Quem?
- Identificar as populações de risco, ou seja, responder à pergunta sobre as caraterísticas dessas pessoas.

4°) Construção da curva epidémica

A curva epidémica descreve o número de casos de um episódio epidémico em função do tempo. É representada por um histograma ou curva traçada através de períodos ou intervalos de tempo no eixo x e o número de casos ocorridos durante cada período no eixo y. A escolha da unidade de tempo depende da duração da incubação da doença. Para obter uma curva epidémica que não seja nem demasiado espalhada nem demasiado comprimida, escolhe-se uma unidade de tempo que seja aproximadamente igual a um quarto do período de incubação da doença, quando este for conhecido.

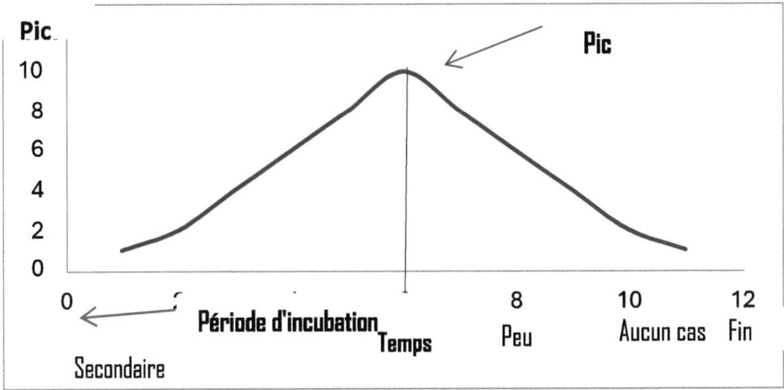

Se a doença em questão não for conhecida, a duração média do período de incubação desta doença pode ser determinada utilizando a curva epidémica. Trata-se do período que decorre entre o primeiro caso (caso índice) e o pico da curva epidémica.

a) Descrição da curva epidémica

Examinamos sistematicamente

- A data ou hora do início da epidemia: d_{mi}
- A data ou hora de fim da epidemia: d_{fin}
- O número de casos
- Duração total da epidemia :
- A presença de um ou mais picos
- A data do pico (ou picos): d_{pic}
- A existência de valores anómalos
- O perfil geral da curva

b) Interpretação da curva epidémica

A interpretação da curva pode levar ao desenvolvimento de hipóteses sobre a natureza do agente causal do episódio epidémico, a sua origem e o seu modo de transmissão.

A forma de uma curva epidémica pode fornecer informações sobre a natureza da fonte.

Fonte pontual comum: resulta numa curva epidémica unimodal (um único pico) com uma subida rápida e uma descida ligeiramente espalhada à direita. Neste caso, existe um agrupamento próximo de casos porque muitos indivíduos são contaminados pela mesma fonte ao mesmo tempo. Por exemplo, a contaminação pela mesma comida ou bebida consumida por um grupo de pessoas durante uma breve exposição. Utilizando esta curva, é possível identificar o período de exposição à fonte.

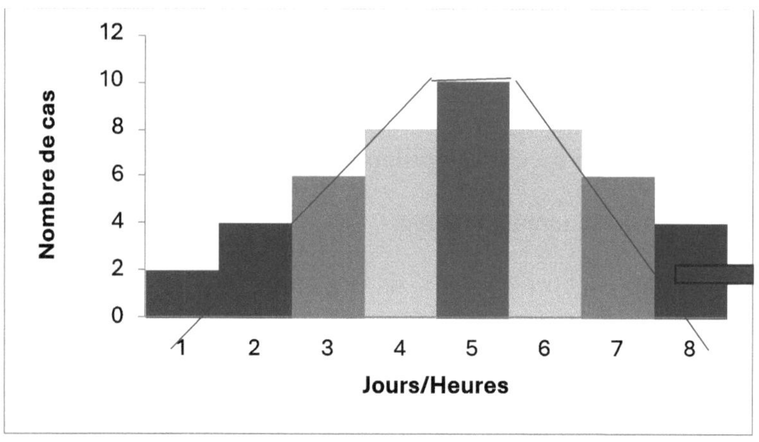

Exemplo: Contaminação de uma refeição ou bebida

Fonte persistente: uma curva com um aumento rápido, seguido de um patamar, é observada quando a fonte da epidemia é persistente na comunidade.

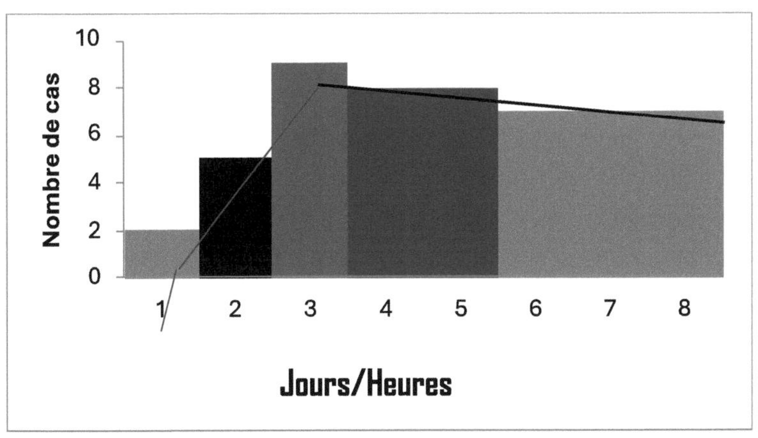

Exemplo: epidemia de cólera em Goma

Transmissão entre seres humanos ou de pessoa a pessoa: assume a forma de uma curva que mostra um aumento inicial suave, seguido de várias ondas de amplitude crescente, reflectindo a contaminação de grupos de indivíduos por contacto próximo, e um declínio lento.

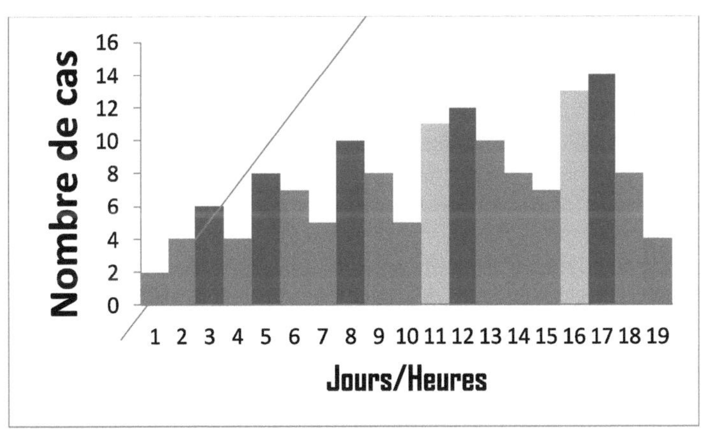

Exemplo: epidemia de gripe aviária

5°) Calcular as taxas de ataque para as diferentes categorias em função da idade, sexo, profissão, etc.

6°) Identificar a fonte e a via de transmissão: formular hipóteses depois de estabelecer a cadeia de transmissão.

- Que hipóteses podem explicar estes dados?
- Qual é a mais provável?
- Porquê?
- Como é que esta hipótese pode ser testada?

7°) Testar esta(s) hipótese(s), se necessário

8°) Efetuar um estudo ambiental ou biológico, se necessário

9°) Identificar e aplicar medidas de controlo adequadas

- Medidas preventivas
- Tratamento das pessoas infectadas
- Divulgar informações sobre a epidemia junto do público em geral e do pessoal de saúde.

10°) Redigir a análise completa e elaborar um relatório de investigação da epidemia

11°) Distribuição dos resultados

12°) Proposta de medidas preventivas

13°) Assegurar a vigilância epidemiológica

Os objectivos do inquérito epidemiológico são os seguintes: :

- Confirmar ou negar a realidade da epidemia
- Formular hipóteses sobre a sua origem (causa)
- Tomar medidas curativas e preventivas

O inquérito foi efectuado retrospetivamente, quando a epidemia ainda estava a decorrer há vários dias, semanas ou meses, ou mesmo já tinha terminado.

7.1.4 Como é que se determina se se trata de uma epidemia ou não?

1. Identificar o nível de transmissão que representa um limiar de alarme para iniciar um

Investigação.

1.1 Estabelecer os critérios para iniciar um inquérito
1.2 Aplicar os critérios para iniciar um inquérito

2. Verificar ou estabelecer o diagnóstico de todos os casos conhecidos ou suspeitos.

2.1 Estabelecer a(s) definição(ões) de caso (caso confirmado, caso provável, caso suspeito)

2.2 Confirmar para todos os casos :

- Que os exames clínicos foram efectuados,
- Se o agente etiológico foi ou não identificado,
- Que os testes de diagnóstico adequados foram aplicados ou estão em curso,
- Que os critérios de definição do caso foram cumpridos.

3. Contagem dos casos (contagem preliminar)

3.1 Definir as informações necessárias e a fonte dessas informações

3.2 Obtenção de informações

4. Definição de grupos de risco

4.1. Determinar a distribuição dos casos em termos de tempo, lugar e pessoa

4.2 Identificar a população de onde provêm os casos

4.3. Calcular a taxa de incidência (taxa de ataque),

5. Determinar se a incidência atual representa uma epidemia ou outra situação que exija investigação.

7.1.5 Como se pode caraterizar a epidemia?

1. Determinar as informações necessárias para caraterizar a epidemia em termos de tempo, lugar e pessoa (com ou sem um diagnóstico definido).

- Selecionar parâmetros pessoais (idade, sexo, profissão, etc.) ....)
- Selecionar os parâmetros de localização (casa, escola, local de trabalho, etc.).
- Determinar a data de início da doença para todos os casos,
- Estabelecimento de uma curva epidémica
- Obter (ou desenvolver) o formulário de investigação do caso.

2. Obtenção de informações

2.1 Intensificar o sistema de notificação (se necessário) ou insistir em novas medidas de identificação e notificação de casos

2.2 Realizar entrevistas com clínicos, casos e contactos.

3. Organizar os dados.

3.1 Identificar critérios para agrupar dados de forma adequada

3.2 Calcular taxas, rácios e proporções adequados

3.3 Preparação de quadros, gráficos e diagramas

4. Analisar e interpretar dados

4.1 Identificar grupos de risco em termos de tempo, pessoas e lugar

4.2. Determinação do período de incubação

4.3 Determinar a fonte provável e a via de transmissão.

7.1.6 Como elaborar um relatório epidemiológico

=> **Elementos do relatório**

- Introdução: declaração do problema, perspetiva (escala, quem é afetado, porque é que este problema é importante, dados disponíveis), o que não se sabe, razão/justificação para o estudo.
- Métodos/materiais
    - ❖ População estudada - como selecionar (número, método de amostragem)
    - ❖ Métodos no terreno (logística, pessoal, formação do pessoal, deslocações, número de entrevistas/dia, etc.)
    - ❖ Métodos laboratoriais (se necessário)
    - ❖ Métodos de recolha e análise de dados.
- Resultados
    - Amostra final (população final estudada)
    - Condições de trabalho no terreno (se houver problemas)
    - Resultados da análise (texto, quadros, gráficos, etc.)

    N.B.: não há interpretação/julgamento na secção de resultados.

- Conclusões
    - Resumir os principais resultados (com menos pormenor, a título de lembrete)
    - Interpretação e explicação destes resultados.

O principal objetivo de uma investigação epidemiológica de uma epidemia é identificar medidas para evitar a transmissão contínua.

7.1.7 Investigação e declaração de uma epidemia

1. Procedimentos de investigação

- Relatórios epidemiológicos - vigilância (hospitais, centros de saúde, etc.)
- Rumores - do pessoal médico, do público em geral, das observações quotidianas...
- Epidemia limitada: comunicação verbal por uma pessoa implicada ou pelo pessoal médico que trata os casos (por exemplo, meningite na comunidade, hepatite A após uma festa, gastroenterite, etc.).

2. A importância da vigilância epidemiológica

- Não perca uma epidemia em que a investigação (e possível intervenção) é indicada.
- Rumores prejudiciais: os rumores de uma epidemia (mesmo falsos) podem causar pânico (falsos casos, falsos sintomas, etc.) - especialmente nas escolas e entre as mulheres.

3. Critérios para declarar uma epidemia

- Verificar o relatório com outras fontes de informação - pesquisar a nível hospitalar, CS, médicos locais (se necessário).

  Verificar o diagnóstico - qual é o problema, o que é que se passa? Por exemplo: diarreia = cólera, virose, etc. Vómitos

= gastroenterite, meningite, febre hemorrágica, meningite, etc.

- Confirmação da epidemia como a presença de um número excessivo de casos (noção de normalidade e anormalidade, endemia e pandemia) - Utilização de dados anteriores (curva epidemiológica, relatório de vigilância, etc.)

7.2 VIGILÂNCIA EPIDEMIOLÓGICA

7 .2.1 Definição

É um processo que consiste no estudo contínuo dos indivíduos, dos elementos do meio ambiente e do agente da doença ou dos fenómenos ligados à saúde na comunidade, independentemente da gravidade da situação epidemiológica. O seu objetivo é prevenir o aparecimento de novas epidemias.

De acordo com Thackers et al, a vigilância epidemiológica é a recolha, análise e interpretação sistemática e contínua de dados de saúde para utilização no planeamento, implementação e avaliação de práticas de saúde pública. É uma forma de recolha de dados de saúde com vista a auxiliar a tomada de decisões e a ação de saúde pública.

Os Centros de Controlo e Prevenção de Doenças (CDC) dos Estados Unidos definiram a vigilância epidemiológica da seguinte forma: numa base sistemática e contínua, é um processo de recolha, análise e interpretação de dados de saúde que são essenciais para o planeamento, a implementação e a avaliação de programas de saúde pública, estreitamente ligados à rápida disseminação desses dados às principais partes interessadas.

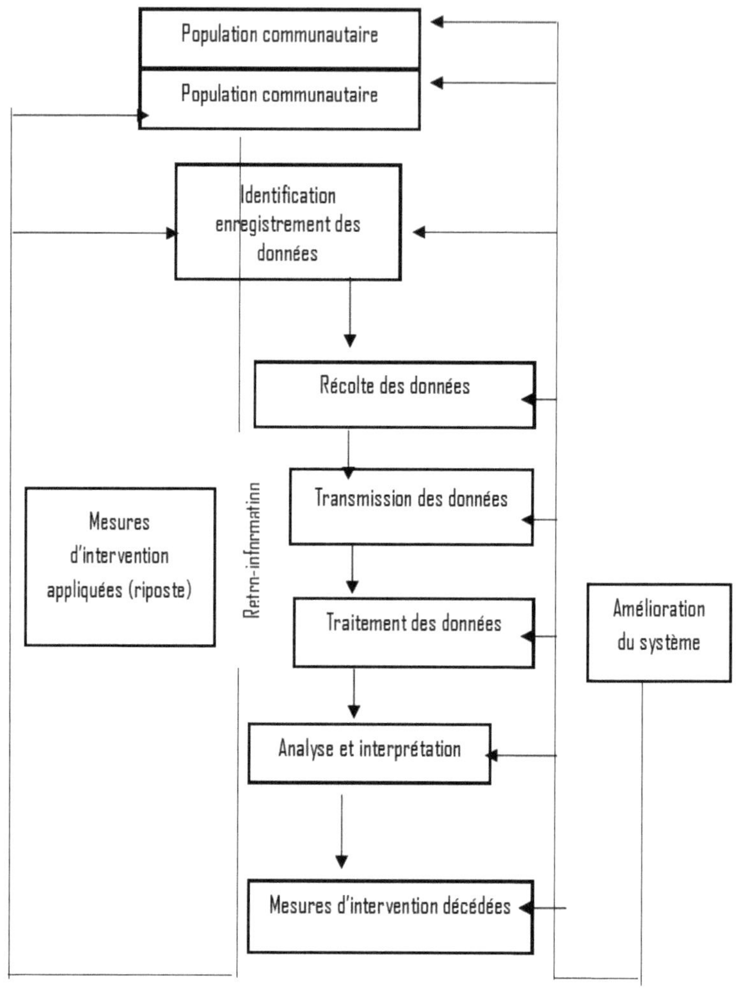

A deteção de casos, a recolha e a comunicação de dados, a organização e a análise dos dados, a investigação e o retorno de informação, a divulgação de informações e a resposta são as actividades fundamentais da vigilância epidemiológica.

Os problemas de saúde que justificam a vigilância epidemiológica são aqueles que têm um impacto sanitário ou social significativo: frequência elevada, gravidade, possibilidade de transmissão a outras pessoas, custo social elevado, etc.

A conceção de um sistema de vigilância varia de país para país. [ème]Na República Democrática do Congo, o mecanismo de recolha de dados sanitários começa no centro de saúde (posto de saúde), que transmite os dados à zona sanitária, a zona sanitária transmite os dados ao distrito sanitário e o distrito sanitário, por sua vez, transmite os dados à inspeção sanitária provincial (4 gabinete). [ème]Cada província deve enviar as estatísticas para a Direção Central. Em cada nível, a informação deve ser actualizada e devem ser tomadas medidas corretivas.

Existe também um sistema sentinela para a notificação e monitorização de uma série de doenças-alvo.

Os dados recolhidos constituem uma base importante para o planeamento de programas de saúde e para o controlo, acompanhamento e avaliação das actividades de controlo e prevenção empreendidas.

7.2.2 Objectivos práticos da vigilância epidemiológica

A vigilância epidemiológica tem os seguintes objectivos práticos:

- Facilitar o planeamento, a aplicação e o acompanhamento de medidas anti-epidémicas e preventivas;
- Ser capaz de reagir rapidamente às alterações da situação epidemiológica (sistema de alerta rápido);
- Manter a produtividade e reduzir o absentismo;
- Prever a evolução da situação epidemiológica ;
- Liderar a investigação fundamental e aplicada;
- Desenvolver trabalho normalizado e métodos uniformes e comparáveis.

A vigilância epidemiológica permite :

- Estimar a extensão dos problemas de saúde, a fim de planear os recursos a afetar à sua prevenção e gestão, tendo em conta as prioridades;
- Acompanhamento das tendências temporais e espaciais ;
- Deteção precoce de alterações em agentes infecciosos e não infecciosos;
- Melhorar o conhecimento dos vectores e dos modos de transmissão das doenças;
- Detetar conhecimentos sobre vectores e modos de transmissão de doenças;
- Detetar precocemente o aparecimento de epidemias ou de fenómenos anómalos, criar um sistema de alerta precoce e proceder ao seu acompanhamento;
- Dar o alarme e organizar a resposta;
- Sugerir hipóteses perante o aparecimento de um problema de saúde ou a alteração de uma tendência de um problema de risco;
- Aplicar medidas de controlo e gestão para reduzir a incidência e a letalidade da doença;
- Avaliação das medidas de prevenção ;
- Avaliar a eficácia da gestão da doença ou identificar alterações na gestão;
- Planear intervenções e melhorar as práticas profissionais.

Este processo contínuo significa que as alterações no aparecimento e na distribuição das doenças ou dos problemas de saúde podem ser detectadas rapidamente e ser objeto de ação.

A monitorização permite-nos fazer soar o alarme e tomar medidas.

7.2.3 Domínios a controlar

A gama de informações a recolher inclui os seguintes elementos:

- Caraterísticas individuais ;
- O ambiente externo e as intervenções que afectam a saúde

Por conseguinte, estamos interessados em :

- Doenças ou outros problemas de saúde: Quantos casos? Quantas mortes?
- A pessoa: quem fica doente? quem morre? (idade, sexo)
- Localização: onde a doença ocorre: local de residência, de deslocação, etc.
- O tempo: quando? por quanto tempo?
- O como: modo de transmissão, modo de expressão da doença, sinais de início, período de estado, fase terminal e factores etiológicos.

Os métodos de controlo baseiam-se em :

- Um sistema de notificação obrigatória para certas doenças transmissíveis;
- Dados das actividades de cuidados de saúde e laboratoriais ;
- Dados especificamente recolhidos como parte de um registo numa base geográfica definida;
- Inquéritos periódicos regulares a amostras da população em geral.

A vigilância epidemiológica pode abranger os seguintes domínios:

1. Notificação regular de mortes ou estudo contínuo da mortalidade e morbilidade

- Estudo da morbilidade medida pelos seguintes indicadores:
  Incidência: novos casos

  Prevalência: casos antigos e novos.
- Estudo da mortalidade e da letalidade por idade, sexo, causa de morte, etc.

2. Vigilância serológica e serovigilância

Consiste na procura de indicadores serológicos de contacto entre o agente infecioso e um local recetivo. Este contacto é geralmente marcado pela presença de anticorpos específicos contra o agente infecioso em questão. No caso de uma doença ou infeção que confere uma imunidade protetora duradoura, a serovigilância permite estabelecer o grau de imunidade do efetivo. A imunidade de grupo é um conceito muito importante em saúde pública, em particular na epidemiologia das doenças infecciosas, porque indica o número de indivíduos que já são resistentes, formando uma barreira à propagação da infeção na população geral exposta.

3. Monitorização dos biótopos

Isto implica uma análise regular da situação dos reservatórios naturais de germes.

4. Monitorização das interações biológicas

Estudo das alterações ecológicas e acompanhamento da identificação de novos germes que surgem numa população.

7.2.4 Fases da vigilância

A vigilância epidemiológica é um processo baseado em :

1. Recolha de dados sobre a morbilidade e a mortalidade + factores etiológicos
2. Formatação e apresentação de dados
3. Análise e interpretação dos dados
4. Divulgação destes dados
5. Utilizar estes dados para aplicar medidas de controlo e fornecer feedback

Devem ser seguidos os seguintes passos:

1. Estabelecer objectivos e determinar os dados a recolher (indicadores) ;
2. Recolha de dados;
3. Analisar e interpretar dados;
4. Formulação de hipóteses etiológicas ;
5. Testar hipóteses ;
6. Recomendar ou executar medidas de controlo ;
7. Preparação e distribuição do relatório (feedback) ;
8. Avaliar o sistema de acompanhamento, ou seja, verificar se os objectivos foram ou não alcançados.

1. Recolha de dados :

Métodos :

- Registo de pacientes externos
- Processos individuais, de internamento ou de ambulatório
- Quadro de resultados

Tipos de dados a recolher :

- Doença (necessidade de uma definição operacional de caso)
- Profissão

- Idade, religião, morada, nível socioeconómico, etc.

2. Compilação de dados

- Elaborar quadros de doenças
- Apresentar os dados sob a forma de diagramas, histogramas, mapas, etc.

3. Análise dos dados

- Identificar os grupos mais afectados, as variações sazonais, etc.
- Calcular as taxas de notificação por província.

4. Medidas preventivas baseadas nos resultados da análise

5. Declaração de dados: Notificar prontamente.

Transmissão de "notificação zero ou nula": notificar mesmo que não existam casos, ou seja, notificar 0 casos. Conservar sempre uma cópia ou várias cópias da notificação.

6. Reacções

O feedback é muito importante na vigilância epidemiológica por uma série de razões, incluindo a motivação do pessoal no terreno e a avaliação da sua eficácia. O feedback também ajuda a divulgar informações e a incentivar o pessoal que efectua uma vigilância regular.

7. Em caso de emergência epidemiológica: avaliar a necessidade de uma investigação epidemiológica antes de comunicar os dados e efetuar a investigação de acordo com um plano normalizado.

(Emergência epidemiológica = ==> Investigação)

1. *Comprovar a realidade da epidemia ;*

2. *Verificar o diagnóstico da doença suspeita;*
3. *Estabelecer critérios para a identificação de casos da doença;*
4. *Identificar casos ;*
5. *Descrever a situação epidemiológica em termos de tempo, lugar e pessoas afectadas;*
6. *Resumir e analisar as informações recolhidas e formular hipóteses para explicar a situação epidemiológica;*
7. *Verificar pressupostos ;*
8. *Desenvolver acções preventivas e estratégias de controlo;*
9. *Avaliar a eficácia e a eficiência da estratégia de controlo.*
10. *Redigir um relatório sobre a epidemia ;*
11. *Realizar investigação sobre a doença e as medidas de controlo aplicadas.*

7.2.5 Tipos de sistemas de controlo

1. Vigilância passiva

O sistema de controlo depende da cooperação dos serviços de cuidados de saúde, que devem notificar regularmente. Muitas vezes, os organismos de saúde não se sentem obrigados a notificar. Este tipo de vigilância é, no entanto, a abordagem mais comum; os seus pontos fracos são a falta de exaustividade e de prontidão.

2. Vigilância ativa

O sistema de vigilância toma a iniciativa de contactar os estabelecimentos de cuidados de saúde para recolher dados. Os dados são de melhor qualidade e, em geral, mais rápidos e completos. Infelizmente, esta abordagem é dispendiosa e consome muito tempo. Por conseguinte, só é utilizada para doenças específicas, como a erradicação ou eliminação de doenças.

3. Vigilância sentinela

Um sistema de vigilância pode ser sentinela quando é direcionado para determinados locais onde visa grupos específicos. Por exemplo, a vigilância da infeção pelo VIH pode visar mulheres grávidas que frequentam clínicas pré-natais. Pode também visar os jovens que frequentam consultas sobre IST, etc. .....

A vigilância sentinela pode centrar-se num determinado local e depois monitorizar as unidades de saúde que servem esse local. Por exemplo, em 2000-2001, a resistência à cloroquina foi monitorizada em Kimpese, Kapolowe, Mikkkoyi, Bukavu, Vanga, Kisangani, Lutshuru e Kingasani.

A vigilância sentinela é o tipo de vigilância em que são selecionados determinados locais que satisfazem critérios específicos para fornecer informações sobre a evolução da doença ou do estado infecioso numa determinada população ou grupo de pessoas. Os locais selecionados são geralmente instalações médicas cujos relatórios são particularmente fiáveis para fornecer indicações sobre a situação sanitária nas suas províncias.

- Dados passivos recolhidos em determinados sítios
- Sítios selecionados
- Critérios de seleção: geográficos, fiabilidade (regularidade, qualidade)
- Por vezes, requer mais formação e supervisão.

4. **Controlo de rotina**

Este tipo de vigilância baseia-se na recolha de dados recolhidos de forma passiva em todo o sistema de saúde. Os dados passivos são normalmente recolhidos para procurar tendências. São dados que já existem/estão disponíveis; são dados recolhidos que não se baseiam na população em geral. Muitas vezes, a informação é dada apenas sobre o número de casos (muitas vezes não especificados de acordo com a idade, sexo, estado de vacinação, etc.).

5. Vigilância geral (vigilância exaustiva)

Este tipo de vigilância diz respeito a toda a população.

6. Controlo caso a caso.

Este tipo de vigilância significa que, para cada caso suspeito de uma determinada doença, é efectuada uma investigação para descobrir como é que a doença ocorreu.

O diagnóstico será confirmado por um teste laboratorial.

7. Vigilância de base comunitária

Os líderes comunitários ou os agentes comunitários de saúde que tenham recebido formação no diagnóstico de certas doenças poderão atuar como contactos para o rastreio de casos suspeitos e para a notificação das instalações.

As actividades a realizar a nível comunitário são as seguintes

1. Notificar as unidades de saúde mais próximas dos casos abrangidos pela vigilância de base comunitária:
2. Assistir os agentes comunitários de saúde na investigação de casos ou surtos de doenças;
3. Utilizar as informações fornecidas pelos agentes comunitários de saúde para tomar decisões, nomeadamente em matéria de educação sanitária e de coordenação da participação da comunidade na luta contra a doença.

8. Controlo integrado

É uma estratégia de vigilância que visa todas as doenças declaradas sob vigilância no país, reunindo recursos para combater essas doenças.

9. Vigilância vertical

Este tipo de acompanhamento é geralmente efectuado por programas especializados. Neste caso, as actividades de acompanhamento são específicas do programa e os recursos não são partilhados com outros programas.

CONCLUSÃO GERAL

A epidemiologia continua a ser um instrumento indispensável para a investigação no domínio da saúde pública e para a tomada de decisões informadas. A integração de conceitos teóricos, a compreensão da causalidade e as práticas modernas permitem aos investigadores e aos decisores compreender melhor a dinâmica das doenças e desenvolver respostas eficazes. À medida que surgem novos desafios, como as doenças infecciosas emergentes e as doenças crónicas, é crucial manter uma abordagem rigorosa e evolutiva da epidemiologia.

O objetivo deste livro é lançar as bases da reflexão crítica e orientar o leitor na aplicação prática destes conhecimentos.

BIBLIOGRAFIA

1. Ancelle T. Statistique Epidémiologie, Maloine, 2006
2. André Simpson & Clément Beau. èmeEpidémiologia iniciação à leitura crítica em ciências da saúde 3 edição (Québec)
3. Anny Robert, Epidemiologia quantitativa, UCL, 2010
4. Beaglehole R, Bonita R e Kjellström T: Elementos de epidemiologia, OMS Genebra, 1994
5. Beaucage C, Bonnier Viger Y. Epidémiologie appliquée, Editions Gaëtan Morin, 1996.
6. Bernard JM e Lapointe C: Mesures statistiques en épidémiologie, Québec, Presses de l'Université du Québec, 1991.
7. Czernickow P. Chaperon J, Le Couteur X: Epidemiologia: conhecimento e prática. Masson, Paris 2001
8. Dabis F, Drucker J e Moren A. Epidemiologia da intervenção, Aenztte 1992
9. Dean T. Jamison, Joel G. Breman, Anthony R. Measham, Gearges Alleyne, Mariam Claeson, David B. Evans, Prabhat Jha, Anne Mills, Philip Musgrove. Prioridades em matéria de saúde: Banco Mundial, Washington, 2006
10. Deghome, Epidemiologia no terreno, UCL, 2010
11. Dilhuydy, M.H. Benefício e custo do rastreio do colo do útero. Ginecologia, 1987, Quebec
12. Gordis Leon. Epidemiologia: Quarta Edição. Saunders Elsevier, 2008
13. èmeGuide technique pour la surveillance intégrée de la maladie et riposte, 4 direction / direction de la lutte contre la maladie, no prelo 2011
14. Hennekens, C,H,J,E Buring ET S.L Maynentac, Epidemiologia em medicina, Paris, Frison - Roche, 1998

15. http. ://en.wikipedia.org/w/index.php,transição demográfica
16. Jenick M e Cléroux R: Epidemiology: Principles, Techniques, Applications, Quebec, Edisem Inc e Maloïne S.A, 1984.
17. Landrivon G : Delahaye F : Investigação clínica. Da ideia à publicação. Masson, 1995
18. Mac Mahon B. Trichopoulos D: Epidemiology. Principles & Methods, Boston/Toronto: Little, Brown and Company, 1996
19. MATUKALA, Epidemiologia CESO, ISTM - Kinshasa, 2018
20. Minerva: Journal of Evidence Based Medicine (http://www.minerva-ebm.be/).
21. Moyes Szklo e Javier Nieto F : Epidemiology Beyond the basics, An aspen publication 2000
22. OMS; Vigilância epidemiológica integrada, Genebra, 1998
23. R. [e]Knafou, Les hommes et la terre, Géographie 2 , éd, belin, 1996
24. Rothman KJ, Greenland S: Modem epidemiology, Philadelphia. Lippincott-Raven Publishers, 1998
25. Rumeau - Rouquette C, Blonde B, Kamiski Met Bréart G: Métodos e práticas de epidemiologia, Médecine - Sciences, Flammarion, 1993
26. Economia da saúde e ciências sociais e processamento de informação médica (https://sesstim.univ-amu.fr/fr/page/glossaire-epidemiologie-et-recherche-medicale)
27. Tonglet R.: Notes de cours d'épidémiologie, Cercle Médical Saint-luc, 2001

Sumário

APÊNDICES

APÊNDICE 1: EXERCÍCIOS PRÁTICOS

Question .1. . Qual a medida de associação a utilizar :

a) *num inquérito "aberto" em que os trabalhadores expostos ou não ao amianto são seguidos e a ocorrência de cancro é medida?*

b) *numa doença de origem alimentar?*

c) *C) quando se pretende identificar os factores de risco de uma doença rara?*

Question .2. Entre 1966 e 1969, Herbest e Cully identificaram sete casos de carcinoma de células claras da vagina em raparigas com idade inferior a 22 anos na área de Boston. Nessa altura, o mesmo número de casos foi relatado na literatura internacional.

a) *que tipo de estudo foi necessário para compreender a origem do problema? Justificar em duas (2) linhas*

b) *A exposição das mães ao destilbeno (um estrogénio sintético prescrito a mulheres grávidas em caso de ameaça de aborto espontâneo) foi identificada como o fator de risco quase exclusivo para o aparecimento de cancro nestas jovens mulheres.*

Que método sugeriria para medir a extensão do fenómeno (medir a incidência ou a prevalência deste tipo de cancro)?

Question .1. Considere uma cidade com 8700 habitantes por km2. Suponha que :

. Um indivíduo infetado desloca-se em média 0,001 km2 por dia.

. A probabilidade de transmissão da infeção (dado o contacto) é de 40%.

. Uma pessoa é "infecciosa" durante seis dias antes de se tornar imune.

a. *Que modelo utilizarás para descrever esta situação?*
b. *Como é que a evolução dos indivíduos infectados se altera se uma pessoa for "infecciosa" durante apenas 2 dias antes de se tornar imune?*

Question .1. Qual é a proporção máxima de pessoas não vacinadas que uma população totalmente suscetível pode suportar sem correr o risco de uma epidemia no caso da introdução de uma doença com OR igual a 5 :

(a) Se a vacina for 100% eficaz.
(b) Se a vacina for 80% eficaz.
Resposta (apenas para as Q 10 e Q 11)
a. Proteção necessária = P 1-1/RO =1/5=8=80%.
b. P=vacinação* Eficácia - Vacinação=proteção /Eficácia=80%=1=100%.

Question .1. A probabilidade de ser infetado com gripe é de 0,20 por ano. Qual a percentagem de crianças que estiveram em contacto com o vírus pelo menos uma vez até aos seis anos de idade?

Question .1. Noventa por cento de uma população escolar de 7558 alunos foram vacinados contra a tosse convulsa. Registaram-se 836 casos de tosse convulsa durante o ano, dos quais 455 entre os vacinados.

Como responderia ao seguinte quadro?

Porque é que os estudos de coorte não são a forma mais adequada de estudar doenças raras como certos tipos de cancro?

Question .1. Numa enfermaria de um hospital, foram registados 3 casos de MRSA em 2 semanas. Receando que os doentes pudessem ter sido infectados pela mesma pessoa, decidiu-se analisar a distribuição dos doentes afectados pelo pessoal de enfermagem. Verificou-se que 2 enfermeiros tinham tratado os 3 doentes com MRSA. Após análise microbiológica, concluiu-se que um dos dois enfermeiros era MRSA positivo e poderia ser a fonte da infeção no hospital.

a. que tipo de estudo foi utilizado?

b. porque é que este tipo de estudo é o mais adequado?

Question .1. 15. O distrito de Kibondo, na Tanzânia, acolhe 170 000 refugiados burundianos em 4 campos. Entre março de 2000 e maio de 2001 (ou seja, 15 meses), estes 4 campos de refugiados foram afectados por uma epidemia de sarampo. O número de casos por campo foi de :

Acampamento Número de casos
Kanembwa 10
Karago 739
Mtendeli 93
Nduta 220

c) Mtendeli
d) Nduta
e) Impossível de calcular

Question .2. Pretende estudar a diferença de mortes na estrada entre homens e mulheres. Como é que define os grupos de casos?

a) o grupo de homens que morreram na sequência de um acidente de viação ;
b) o grupo de homens e mulheres que morreram na sequência de um acidente de viação ;
c) o grupo de homens e mulheres que morreram de todas as causas ;
d) o grupo de homens.

Question .3. Está a estudar a relação entre um fator de exposição X e a mortalidade numa população de homens e mulheres. Eis os seus dados:

Apresentações: 80

30 mortos: 10 homens, 20 mulheres

50 pessoas vivas: 20 homens, 30 mulheres

Não exposto: 120

45 falecidos: 20 homens, 25 mulheres

75 vivos: 10 homens, 65 mulheres

Calcule o RR e qual é a sua conclusão?

Question .4. Um centro de investigação quer estudar o efeito da cerveja na incidência de ataques cardíacos.

a) Definição dos casos? As pessoas que sofreram um enfarte do miocárdio
b) Definição de exposição ? Consumo de cerveja
C) tipo de estudo ? Coorte
d) OR ou RR ? RR
e) Possíveis preconceitos?
Descreva como tenciona realizar este estudo.

CONTRIBUIÇÕES DO AUTOR

Esta investigação faz parte de um estudo aprofundado efectuado após várias observações e inquéritos em certas províncias da República Democrática do Congo (RDC), e a nossa experiência de investigação e de ensino, que utilizámos ao longo de todo o investigador, contribuiu efetivamente para a elaboração e publicação deste livro.

Agradecemos a AG Alexis TOHEMO LUKAMBA (tohemoalexisluka6@gmail.com), Coordenador Nacional do Centre de recherche et de promotion en Gestion des institutions de santé (CERPROGIS ASBL, em francês), que finalizou o tratamento dos textos e uma parte do trabalho informático.

CONFLITOS DE INTERESSES

O autor declara não haver conflito de interesses neste estudo, uma vez que nenhum financiador ou inquirido desempenhou um papel importante na interpretação dos resultados do estudo.

Ninguém foi obrigado a participar no estudo e as informações fornecidas foram utilizadas exclusivamente para este estudo. A redação do manuscrito e a decisão de o publicar são da exclusiva responsabilidade do autor.

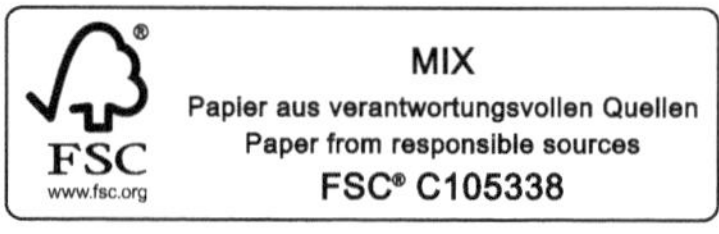

Printed by Books on Demand GmbH, Norderstedt / Germany